JN184697

誰も教えてくれなかった癌臨床試験の正しい作法

國頭英夫　　佐藤恵子　　吉村健一

中外医学社

はじめに

　前著『誰も教えてくれなかった癌臨床試験の正しい解釈』出版から、はや5年が経過した。中外医学社からは改訂するように何度か依頼を受けたが、なにせ私はこの分野では素人であるので、なかなかおいそれと書き直すこともできない。

　実はこの間、いくつか生物統計に関する話題でのレビュー執筆を、他の出版社からも依頼されたので、それを書き溜めて改訂の元原稿にしようとしたこともある。しかし、なぜか私が原稿を書くと、出版社側が一転して出すのを渋るのである。「いろんなところに影響が出る」とか言われたが、なんのことか分からない。要するにスポンサーの機嫌を損ねるということらしい。いくつもの原稿がボツになった。

　そうこうしているうちにも、私もこの業界に身を置くものなので、いろいろ生物統計に関する疑問は湧いてきて、「悩む」ことになる。そのうちには、「どうしてこういうことはやってはいけないのか？」とか、「これって、やっちゃダメなんじゃない？」とかいうような、「倫理」に関するものも多い。自分で勉強するのは面倒なので、そういうのは詳しい人に聞こうと思い立った。我ながらよい思いつきである。

　というわけで、旧知の吉村健一先生と佐藤恵子先生を引っ張り出し、素人の素朴な質問に答えてもらう、というのがこの本の趣旨である。それだけではあまりに虫がよすぎるので、実際の「悩む」シチュエーションをvignetteに提示し、それをもとに討論する、という形をとった。あまりこういうのをお読みになったことはないと思うが、もちろんこれは私のオリジナルではなく、マーティン・コーエンという人の『倫理問題101問』（ちくま学芸文庫）を真似たものである。

　さて縁あって本書を手に取られたあなたにお読みいただくにあたって、野暮ったいがいくつかご注意申し上げる。

第一に、各 vignette の内容は、あくまでもフィクションであって、「もしかしたらオレのことか？」と思われる方がおられたら、気のせいである。その後の discussion で私が「これは自分が経験したことで」とかなんとか言っている場合もあるが、無視していただきたい。

　第二に、私が吉村先生と佐藤先生にする質問は、私自身の見解を反映している場合もあるが、明確な答えを引き出すためのいわば「ヤラセ」であることも多い。いくつかは、わざと挑発的かつ偽悪的にしているので、良い子は真似しないように。

　第三に、これも『倫理問題101問』の方針を踏襲しているが、discussion は「解答」を与えるものではない。三人の意見が最後まで対立する場合もあるし、三人とも答が見つからず途方に暮れる、ということもある。世の中のことは大抵そうなのだから仕方がない。

　第四に、前著もそうであったが、これはなおさら、体系的網羅的な教科書ではない。本来的にはゴロ寝しながら読むものであって、「調べもの」に使うような用途には適さない。よって前著にはあった索引も作っていない。

　まあ、気楽に読んでちょうだい、である。Vignette の登場人物の名前はどこかで聞いたようなものもあるかと思うが、最近私は幽明虚実の境が不明瞭で、自分でも区別がつかなくなってきた。それでは困るので、今回は vignette の中での「里見清一」とは別人として、著者を代表してご挨拶申し上げる。

　　平成28年6月

　　　　　　　　　　　　　　　　　　日本赤十字社医療センター化学療法科
　　　　　　　　　　　　　　　　　　　　　國　頭　英　夫

もくじ

第1部　情報開示の諸問題

VIGNETTE 1 　試験の途中経過の開示 ……………………………… 2
　Discussion　途中経過の開示と選択バイアス
　　　　　　　Adaptive randomization について
　　　　　　　第Ⅱ相試験で、成績がよくないことが分かってきた時に
　　　　　　　臨床試験の参加と利他主義

VIGNETTE 2 　たまたま私は知っている ……………………………… 15
　Discussion　中間解析と試験の継続・中止
　　　　　　　たまたま知った情報を「私用」してよいか

VIGNETTE 3 　試験治療と医者の「個人的見解」……………………… 22
　Discussion　ランダム割り付けにおける equipoise
　　　　　　　医師は個人的な意見を患者さんに言うべきか
　　　　　　　プロトコール逸脱と日常臨床

VIGNETTE 4 　試験治療の提示 ………………………………………… 33
　Discussion　臨床試験と標準治療の関係
　　　　　　　第Ⅰ相試験での問題
　　　　　　　患者さんへの情報は、何をどこまで提供すべきか

VIGNETTE 5 　よその試験の結果 ……………………………………… 44
　Discussion　他の試験の結果をどこまで患者さんに伝えるか
　　　　　　　並行する試験でネガティブな結果が出たら

VIGNETTE 6 　最終結果の公表と開示 ………………………………… 51
　Discussion　試験の最終結果は患者に知らせなくてはならないか
　　　　　　　試験の結果を公表できない場合
　　　　　　　説明文書にどこまで載せるべきか
　　　　　　　「患者様」？

i

第2部　試験デザインの妥当性

VIGNETTE 7 　病院の方針 …………………………………………… 66
　　Discussion　クラスターランダム化と患者さんの自己決定権
　　　　　　　　ランダム化比較試験と propensity score
　　　　　　　　大きく異なる治療法の比較
　　　　　　　　救命救急治療の比較

VIGNETTE 8 　もう1回やるのか ……………………………………… 82
　　Discussion　Randomized phase II と phase III
　　　　　　　　Randomized phase II の結果と治療の選択
　　　　　　　　エビデンスの強さ

VIGNETTE 9 　同じことやるのか ……………………………………… 96
　　Discussion　とにかく「やる」ことが大事!?
　　　　　　　　試験登録制度
　　　　　　　　Phase II 試験は必要か

VIGNETTE 10 　後出しジャンケン ……………………………………… 108
　　Discussion　エンドポイントの閾値設定によって評価は変わる
　　　　　　　　OS か PFS か

VIGNETTE 11 　非劣性試験は倫理的か ………………………………… 118
　　Discussion　非劣性試験の問題点
　　　　　　　　患者にどう説明するか
　　　　　　　　ハイブリッドデザインとは
　　　　　　　　QOL をどう測るか

VIGNETTE 12 　IRB 承認の問題 ………………………………………… 133
　　Discussion　なぜ施設ごとに IRB があるのか
　　　　　　　　外部委員・専門外委員の役割
　　　　　　　　外科領域における審査

第3部　試験と治療の境界

VIGNETTE 13 臨床試験参加の本質は利他的なものか（その1） … 146
　Discussion｜BRIM3試験の概要
　　　　　　｜ランダム化比較やクロスオーバー禁止は必要だったか

VIGNETTE 14 臨床試験参加の本質は利他的なものか（その2） … 157
　Discussion｜Off-protocol治療の是非
　　　　　　｜患者さんは利他的な動機で試験に参加する？
　　　　　　｜Equipoiseは必要か

VIGNETTE 15 希望を与える臨床試験 …………………………………… 168
　Discussion｜患者さんから臨床試験参加を希望してきたら
　　　　　　｜患者さんの同意をめぐって
　　　　　　｜エンドポイントをどう設定するか

VIGNETTE 16 医療とビジネスの境界 …………………………………… 184
　Discussion｜説明文書は何のためにあるか
　　　　　　｜「研究病院」の周知
　　　　　　｜医師と患者の関係
　　　　　　｜エンドポイントの考え方
　　　　　　｜臨床データの研究利用をめぐって

　　　　　　　　　　　　　　おわりに ……………………… 209

第1部

情報開示の諸問題

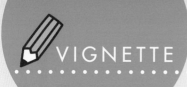

1 試験の途中経過の開示

　私は今、ある集学的治療の臨床試験について、患者に説明している。もちろん、同意を取ろうと思っている。何せ、この多施設共同 phase Ⅱ 試験の試験事務局は、私自身なのだ。

　プロトコールには、この試験で 75 人の患者が登録され、化学療法と放射線治療の後で外科的に病巣を切除するという、この治療を受ける予定だと記されている。

「あのう…」と患者さんがおずおずと申し出る。私はできるだけにこやかに答える。

「何でしょう」

「この試験に参加せずに、従来の治療、となると、放射線治療だけを受けて、その後で手術、になってますよね？」

「そうです。ただ、残念ながら見込みはあまりよくなくて、完全に病巣が取り切れる割合は 50％ くらい、治ってしまうのは 30％ もないと思います」

「で、この新しい治療だと、もっと見込みはいいのでしょうか」

「そうですね。それぞれを 20％ くらいは改善させると期待して…」

「いえ、そのことは分かりましたが、期待は期待として、私が最初にこの治療を受ける患者、ということはないでしょうね？」

　ああ、そのことか。よく聞かれることだ。すでに集積は予定の 2/3 を越えている。

「そうですね、もう全国で、50 人以上の患者さんが治療を受けたか、受けつつあります」

「それで、その患者さんは、実際のところ、どうなったのでしょうか。先生

はご存じなのでしょうか？」

　もちろん、知っている。何たって私は事務局なのだから、有害事象と短期的な経過を把握している。いや、「事務局だから」という表現は不正確か。私は苦労して、各施設に照会して、ほぼリアルタイムに情報を集めているのだ。もちろんそんなことはプロトコールには書いていないが、まあいいや、経過は良好だし、言ってしまおう。

「私が把握している限り、すでに45人の患者さんが手術まで行っていて、取り切れた、という人は全体の7割くらいです。もちろん、治ったかどうか、というのは、数年経過をみてみないと分かりませんが、さしあたっての成績は、予想以上によいと思います」

「それで、副作用はどうなんでしょう？　やはり、抗癌剤が入るだけ、危ないのでしょうか？」

「今のところ、治療の副作用で命に関わった人は化学療法の段階で1人だけ、ただこの1人はちょっと状態が悪くていろんな薬を使わなければいけなかったそうですから、あなたとは条件が違います。もう1人、術後に亡くなった方がいますが、この方は残念ながら再発して、再手術の後で肺炎を合併されたので、この治療のせい、とも言えないと思います。全体に、副作用も、思ってたほどひどくはないようですよ。もちろん、危険はゼロではありませんが、普通の治療でもそういうリスクはありますし」

　これが決め手になった。患者さんも家族も、安心して、喜んで試験に参加してくれた。私は、患者が一番欲する情報を、自分の研究事務局としての努力のおかげで伝えることができ、上機嫌だった。

　今日はもう1つ面談がある。これはもうちょっと厄介で、既治療例に対する新薬のphase Ⅱだ。古典的な設定で、14例中、1例も奏効しなければ、この試験は無効中止となる。

　副作用についての説明は、患者さんはふんふんと冷静に聞いてくれた。同意してくれそうな雰囲気だったが…。

「あのう？」

「何でしょう」

「私が最初にこの薬を投与される患者、ということはないでしょうね？」
「ああ、すでに前段階で、20人ほどの患者さんが薬を投与され、命に関わるような副作用は出ていません」
「それで、効果のほどは…」
　私はちょっと詰まる。PhaseⅠ段階では、奏効例は出ていなかったのだ。
「ええ、まあ、すごく効いた、という人はいなかったみたいですが、だけど、あなたのような肺癌の患者さんは少なくて、他の、どのみちあまり薬が効かなさそうな病気の人も多かったようですので…」
「今回の試験は、肺癌の患者が対象ということですよね」
「そうです」
「今のところ、どのくらい効いているのでしょうか？」
　さあ困った。実は今まで13人登録され、1人も奏効例がないのだ。だからこの患者でも効かなければ、この試験は無効中止で終わりとなる。
　だけどこんなの、患者に伝えなければいけないのか？　これを言うとなれば、じゃあ「13人目」の患者にも言うのか？　「12人目」はどうだ？　だいたい、説明文書以外のup-to-dateの内容を、伝える必要なんてあるのか？
　え？　さっきの集学的治療の説明の時はどうかって？　あの時は、患者も喜んでたし…。

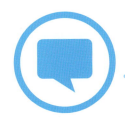

Discussion

■ 途中経過の開示と選択バイアス

國頭　この「試験の途中経過の開示」というのは、臨床試験の参加を患者さんにお願いする時に、これまでの試験経過の中で分かっている情報について、何をどこまで伝えるかという問題です。私が実際に関わった第Ⅱ相試験が例になっていて、悩ましかったです。

　場面が2つあって、1つは患者さんに話をしている時には、予定症例数の半分以上が登録されている状況です。話している医者の方は、治療効果や副作用についてある程度の情報は把握しています。そして、当然のことながら患者さんは「私はこの試験の第1号の患者じゃないですよね。これまでの患者さんではどうだったんですか」と聞いてきますよね。

　その時に、「これまでのところ、副作用はこれこれで、亡くなった患者さんは1人2人おられたけれども、思ったほどひどくはなかった」とか、「手術の経過はよくて、7割くらいの人は手術で病巣が取り切れているみたいだ」とお話しすると、同意がもらいやすい、ということは当然予想されます。

　もう1つの場面は、古典的な第Ⅱ相試験で、14人中1人もresponseがないとだめという昔ながらの設定です。すでに13人の患者さんを登録していて1人もresponseが出ていない場合で、14人目となる患者さんが見えた時に、「今まで13人やって1人も効果がなく、あなたが14人目です。14人やって1人も効果がなければこの治療は効果がないと判断されて試験は中止になります」ということを正直に言うべきなんでしょうか。

　前半の場面では、ある程度の経過についてはわかっていて、しかもよさそうな結果なので得意気に言って患者さんの同意をとろうとして

いますね。後半の場面は、効果がなさそうというよくない情報なので、言いにくいしどうしようかというところです。

　研究者としても、試験の事務局をやっている研究者と、施設で患者さんの登録をしている研究者では、得られる情報量も違うので、差はあると思うのですが、試験について知っていることは、聞かれたら全部言わなければいけないのか、言った方がいいのか、そこのところは悩ましいです。その情報も、リアルタイムで集積されているから、不完全ですし、昨日と今日でまた違ったりするでしょうし、そういう不確かなことでも、やはり全部伝えた方がいいのかどうか、さていかがなものでしょうか。

佐藤　「知っているのに伝えない」というのは、「嘘をついてはいけない」というおばあちゃんの教えに背くようで、悩ましいですね。

　同じような問題として、A治療とB治療を比較する試験をやっている途中に、医師が自分の患者さん40人を診ていて、A治療の方が成績がよさそうだということがだいたい分かってきた時に、患者さんに聞かれたとして、それを言うかという問題もありますよね。

國頭　幸いなことに私自身は、試験結果の見当がつくくらいの症例数を1つのトライアルで診たことはありませんでしたから、そういう悩みには無縁で済みました。

佐藤　ランダム化試験の場合は、だいたいこうかなということが分かったとしても、それはやはり途中の段階の不確かな結果でしかないですね。数が少なくて偏っているかもしれないですので、「まだ、何とも分からないですね」と答えても、嘘ではないと思います。

　第Ⅱ相試験の場合は、たとえば10人の患者さんの治療をやっていて、すぐ効果が分かるような場合でしたら、その治療が有効かどうかはだいたい予測がついてしまいますね。とくに先生ご自身が事務局をやっていれば、情報が集まりますので、かなり分かりますね。患者さんにたずねられた時に黙っているのは心苦しいですし、患者さんとしてはそれを聞いて参加するかどうかを決めたいでしょうから、大事な情報ですね。

國頭　これまでの経緯を聞いて参加するかどうかを決めるとなると、当然のことながら、かなり選択バイアスがかかってくることになりますね。

吉村　試験デザインの整合性（integrity）と倫理の両方とも成り立っている状況はいいのですが、倫理と試験デザインがconflictする場合、ヒトを対象とする臨床試験においては当然ながら倫理を優先させるべきです。一般には統計の分が悪くなることが多いと思います。

　今の例ですと、試験デザインのintegrityと、患者さんに対する情報提供というところでconflictが生じています。たとえば、患者さんにこれまでの試験結果を伝えることによって参加や不参加の意思に何らかの影響が生じてしまった場合は、國頭先生の言われる通り、選択バイアスが生じえます。そうなると、試験デザインから保証されるはずの試験の結論、試験で一番証明したかったものに対してバイアスがかかってしまい、試験から得られることを期待していた適切な結論が得られなくなります。この意味で試験デザインのintegrityが損なわれてしまいます。

國頭　第Ⅱ相試験を実施している最中に、この治療は、こういう状況の人がうまくいっていないということが分かることがありますね。

　私の経験ですと、たとえばステロイドを飲んでいる人はリスクが大きいと分かった場合は、プロトコールの改訂をして、そういう患者さんを除外することはやりますし、結果を論文にする時も「途中でこういうことがあったから、このような患者さんはこの時点から除外した」と書きます。それとは別に、「何となくこの患者さんはやめておいた方がいいかな」というような感覚があった場合には、説明する時も少し否定的なニュアンスになったり、逆に「この人は大丈夫そうだから」ということで肯定的になったりして、バイアスがかかっていると思います。

　実際問題として第Ⅱ相試験とか第Ⅰ相試験では、そういうバイアスが生じる。とくにphase Ⅰでは、それがあって当然なわけですね。

吉村　そうですね。患者さんに何をどうお話しするかも重要な問題です

が、単群試験の結果を知る立場にある研究者からもバイアスが混入する余地があります。問題は、どの程度のバイアスが生じたら、結論が解釈できなくなってしまう事態に陥るかだと思いますが、個々の状況にも依存するために判断が難しいですね。

　倫理的な観点からは、臨床試験の途中である特性の患者さんに大きな副作用が起きた場合は、対象集団を変えるべきです。しかしながら、その判断が個々の臨床医によって恣意的に行われる、すなわちその判断が主観的であればあるほど、結果にバイアスが生じてしまう可能性が高まります。

　たとえば、結果的に奏効しなかった患者さんを、理屈をつけて除外してしまえば、「効果があった患者さん」のみが残ることになり、全体として奏効率は過大に評価されます。また、効果が出なさそうな患者さんを避けて、効果がありそうな患者さんを選んで声をかける、ということをしても同様に、もともと試験計画書で想定されていた集団から主観的に偏ってしまいます。試験計画書で規定された集団での奏効率を得るという試験の原点に戻りますと、過大評価になりえます。こういったこと、選択バイアスはそもそも単群試験では容易に無意識的にも生じやすく、単群試験の限界そのものでもあります。

國頭　第Ⅱ相試験で、選択バイアスがかかってその結果、奏効割合が高くなるというのはどうにもならないということですね。実際に、第Ⅱ相試験で高い奏効割合を示していて、期待して第Ⅲ相比較試験で標準治療と比べてみたら、少しも差がなかったということは多々あります。

佐藤　新薬の承認申請を、第Ⅱ相試験の結果だけでするのはかなり慎重さが必要ということになりますね。米国でも、迅速承認した薬剤でも、その後比較試験できちんと評価して、承認を取り下げたりする場合も多々あるようですし。

■ Adaptive randomization について

國頭　それから、第Ⅲ相比較試験の場合で、これまでの結果を見て、その後の割り付けを決めるというような adaptive randomization につ

1. 試験の途中経過の開示

いて、これはどうなんでしょうか。

吉村 Adaptive randomization は、まだ実験的な試験デザインとして試用されている段階にあります。通常、A 治療と B 治療を直接比較する試験を行う場合、患者さんをたとえば 50% ずつ、事前に決まった確率で割り付けます。一方、adaptive randomization では、臨床試験の途中で結果を逐次的に評価し、どうやら A 治療の方が成績が分がよさそうだということが、たとえ曖昧さが多いと言えど、そういうことが分かってきたら、たとえば、A 治療に 70%、B 治療に 30% という確率で割り付けするというルールに変更します。すなわち一時的な途中結果ではありますが、そこで優勢な A 治療に高い確率で割り付けるようにするのです。また最初の途中経過では先ほどのようであったとしても、次の途中経過では反対に B 治療の方がよさそうとなった場合には再度変更して B 治療に割り付ける確率を高めに設定し直します。試験の途中結果に基づいて適応的（adaptive）に割り付け比を変更するという意味で adaptive randomization と呼んでいます。

國頭 いかにも中途半端ですね。よさそうだというのなら、みんなそっちで行けよという感じもしてしまうのですが。2 対 1 とか 3 対 1 とか、よさそうな治療があたる確率を高くしているから、それで勘弁してよ、という感じですね。

佐藤先生、患者さんの立場からすると、よさそうな方にあたる確率を高くした、というので、それでいいでしょうか。

佐藤 Adaptive randomization は、怪しげで私は理解しかねます。

國頭 Adaptive randomization の時には、患者さんは分かっているのですか。自分は高い確率で、今までのデータで「よさそうな方」に行くというのは。

佐藤 患者さんには分からないです。

本来、ランダム割り付けというのは、equipoise が成り立っているということだと思うので、「どちらにあたっても利益や不利益はそれほど変わらないので、いいですよ」と医療者も患者も了解できた場合

に参加する、というのがあり得べき姿ですよね。

吉村　Adaptive randomization は、現時点ではまだ議論があり、必ずしも広くコンセンサスが得られた方法ではないと考えます。現時点までの患者さんの実際の結果をもとに、次の患者さんの治療が決まるわけですから、バイアスが混入する余地もこれまでの試験に比べて多くあります。臨床試験方法論上も、倫理的にも、実際のそのあたりの試験の実施運営をどう適切に行うか、難しいところだと思います。方法論上も現段階では必ずしも十分に成熟していないとも考えます。

■ 第Ⅱ相試験で、成績がよくないことが分かってきた時に

國頭　もう一つの方ですが、古典的な第Ⅱ相試験で、「14例中1例も response がなければ、効果なしとして中止する」というデザインの時、すでに13人で効果がなくて、目の前に適格の患者さんがいる場合ですが、その方はリクルートすべきなんでしょうか。リクルートする場合も、「これまで13人やってみたが効果はなかった」と言うべきでしょうか。その方に効果が出れば、試験は続行するのですが、悩ましいです。ベイズ流の方法を用いることで何か解決することがありますか。

吉村　ベイズ流の方法（ベイズ法）を用いれば、たとえば個々の患者さんの結果が得られるごとに連続的に試験デザインを更新していくことも理論的には可能です。ベイズ法を用いれば、「これまで13人やってみたが効果はなかった」ので、その時点までに累積された情報により、試験前に持っていた知識を更新することができます。すなわち14人目の結果もきっと効果はないだろうと予測することができます。そうしたら試験は13例の時点で終了してもよいのかもしれません。一方、現在でも標準的に用いられる統計学的考え方である頻度論という考え方では、今まで13人やってみて効果がなかったとしても、もともと設定していた14人目を終えてみないと治療効果に関する判断ができません。すなわち適切な結論を得るためには13例目までの結果如何によらず14例も試験を継続する必要があります。

前者のベイズ法の方が、直感的にもリーズナブルに聞こえるかもしれません。しかしながら、現在、臨床試験で広く用いられている方法は後者の頻度論に基づく方法です。どうして頻度論が好まれて広く用いられているかですが、臨床試験でエビデンスを創ることを考えると、αエラー、すなわち本当は効果がないのに誤って効果があると判断してしまうエラーや、βエラー、すなわち本当は効果があるのに誤って効果がないと判断してしまうエラーを考慮する必要があるからです。研究者は、αエラーとβエラーをともにできる限り小さく抑えたいと考えます。一般に医学領域ではαエラーを5％以内、βエラーを10～20％以内に抑えることで試験から得られる結論の正しさを保証しています。先ほど申し上げた頻度論という考え方を用いれば、これらを一定以下に抑えることが可能です。一方、ベイズ法はもともと主観的な要素を多く含むため、αエラー、βエラーともに一定以下の確率に抑えることなど考慮していません。経験の累積により知識を徐々に深めていくという考え方を起点としています。すなわち、どちらかというと主観的に体系化された学問であって、客観的な観点からエラーを一定以下に抑えるという概念がそもそも存在していないのです。これが現代においても、様々な批判にもかかわらず、頻度論が標準的に用いられる主たる理由と考えます。頻度論を用いて臨床試験を実施すると客観性が担保されるのです。

國頭　試験をやっていても、自分の患者さん以外の情報を知らなければ悩むことはないのですが、知っていたら伝えていいものかどうか、悩みますね。そして、試験をやっている医師としては、他の施設の患者さんの情報を集めて、いまどういう状況なのかを知らなくてはいけないのか、もしくは、知るべきではないのか、どうなんでしょうか。

佐藤　医療者としては聞きたいですね。自分の患者さんに関係することでもありますし。

國頭　聞きたいけれども、それを知ってしまったら言わなければいけない。情報にもいろいろあって、まだ報告はされていないけれど、どこかの施設で大きな副作用が出たとか、耳に入ってくることもありま

佐藤　効果については少しおいておくとしても、副作用に関しては知るべきですし、教えてもらわないといけないですね。命に関わるような副作用でしたら、同じ治療をやっている自分の患者さんは注意して診なくてはいけないですし、患者さんにも伝えておかないといけないかもしれないですから。

　問題は、効果に関する情報ですね。これまで13人やってみてresponseが1人も出ていない時、患者さんに「いままで13人やってきた結果はどうでしたか」と聞かれたら、「1人も効果が出ていないんです」と答えざるを得ないですね。たいへん言いづらいですが、他にお勧めできる治療がなければ選択肢の1つにはなりますね。

國頭　しかし、複数の患者さんで同じ治療をしていたら、こちらの人に言ってこちらの人に言わないというのはなかなかできないので、みなさんに同じ話をしなければいけないです。

吉村　線引きが難しいですね。このお話では13人やってみてどうか、ということでしたが、では12人やった段階ではどうか、11人やった段階ではどうか、それでは10人では、9人では、8人では、と考えてみます。もしも14人目で説明しなければならないとすると、14人目に限らず、何人目であろうともすべての状況でご説明しないといけないような気もします。そうすると試験自体が成立するでしょうか。

　統計家としては、試験に何らかのバイアスが含まれることで試験のintegrityが失われてしまわないように、14例までは開示しないという方針が、多くの場合には重要ではないかと思います。14例のデータを基にしないときちんとしたことが言えないので、そのようなデザインになっているわけですし、試験の質に大きな影響を与えるように考えます。

■ **臨床試験の参加と利他主義**

國頭　そうなると、試験の結論を出すために参加してほしい、将来の患者

1. 試験の途中経過の開示

さんのために参加してほしい、という altruism と言いますか、利他主義を期待するということになりますね。

アメリカなどの論文[1]を見ると、臨床試験の参加は利他主義が前提にある、と書かれていますけど、本当にそうなんでしょうか。利他主義の患者さんであれば、今まで13人やってみて効果が見られなくて、自分も同じように効果がなかった、というのでも了承してもらえそうですけど、自分の利益を期待していた人であれば、やはり嫌だと思いますよね。

佐藤　私がお話しさせていただいた患者さんの例では、みなさんやはり自分に利益があることを期待されていますね。自分に何らかの利益があるだろうから試験に参加して、治療を受けた結果のデータが出て、それが将来の患者さんの役に立ったらうれしい、という感じです。

自分の利益が全くなくて、将来の患者さんのために自分の体を純粋に実験台として使ってくださいという、純粋な利他主義のみ、という人はほとんどいないと思います。

アメリカの少し前の論文で、第Ⅰ相試験の参加者に、参加の動機をたずねた結果がある[2]のですが、将来の患者のためという理由はありましたが、多くは自分に何らかの利益があることを期待していました。抗癌剤の第Ⅰ相試験は効果どころか、毒性を見るための試験ですので利益はゼロに近いのですが、やはり自分に利益があることを期待しているのです。

ですから、臨床試験を実施する側は、患者さんのこの気持ちを逆手に取るようなことはしてはいけないと思います。臨床試験の目的は、将来の患者さんのための知見を得るために、目の前の患者さんの身体を貸してもらう、ということですので、患者さんが大きな被害に遭ったりすることは避けなくてはいけない、大きな害をなしてはいけないというのが大前提です。

國頭　害はなさないけれど、役に立たないというのはどうなんでしょうか。役に立たないことをするというのはそれ自体害なんでしょうか。

佐藤　害をなすなというのが基本ですので、大きすぎる副作用というのは

だめなのです。ですので、その理屈を突き詰めると役に立たないというのはギリギリ許されるように思います。Phase I 試験は、標準治療もなく、他に手立てがない患者さんに参加してもらうのですが、利益は見込めないということを理解していただかないといけないですね。

國頭 　もっと極端なのは、phase 0 試験というのがあって、これは効果が出ないような量を投与して体内動態をみるという試験です。こうなると完全にボランティアですね。それでもそういうトライアルに参加してくれる患者さんはおられる[3]。ただしこの場合、「害は出ない」というのが最低限の言い訳になっています。

　とある先生が臨床試験の本を書かれていて、その中で患者さんに「この試験に参加することがあなたの役には全く立ちませんが、将来の患者さんの役に立ちます」と言い切って、それで患者さんが「わかりました。お願いします」と答えているのですが、ちょっときれいごとのように感じました。これは本当にあるのかなと思います。

　私も医者ですから、患者さん本人に利益があることをして、その結果が後世に役立つというのであれば、喜ばしいのですけど。

文献
1) Rosenbaum L. How much would you give to save a dying bird? Patient advocacy and biomedical research. N Engl J Med. 2012; 367: 1755-9.
2) Daughety CD, Ratain MJ, Grochowski E, et al. Perceptions of cancer patients and their physicians involved in phase I trials. J Clin Oncol. 1995; 13: 1062-72.
3) Duska LR. Patient altruism and clinical trials. ASCO Post. Jun 10, 2013.

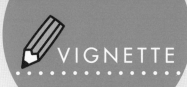

2 たまたま私は知っている

　インサイダー取引というものが、この世にあるとは知っていたが、私のような仕事にもこんなに関係してくるとは思わなかった。
　私はある大規模臨床試験の効果安全性評価委員会の委員を務めている。この試験は、大腸癌の2つの治療法について、直接比較で優劣を決めようというものであって、国際的にもかなりの注目を集めている。いずれも世界中で承認された薬剤を使っている治療法で、日本でもどちらも保険が通っている。「2つの標準治療」の直接比較なのであるから、臨床的にもインパクトは大きい。逆に言うと、負けた方の薬剤およびそのメーカーは、かなり大きなダメージを負う。こういうのは製薬企業にとってはリスクが大きいので、試験の主体は公的資金をベースにした臨床試験グループである。ある意味、理想的な試験と言えるかも知れない。
　この間、その第1回中間解析が行われた。まだ症例登録も途中であるのに、予想をはるかに越えた差がついていて、primary endpointであるoverall survivalはp=0.0003でA群の方が上回っていた。だがまだまだimmatureであることは確かであり、かつこの試験ではconservativeな（途中で止まりにくい）設定にしてあるので、第1回中間解析で有効中止となるp valueはこれよりもずっと小さい。確か0.000001くらいだったか、事実上、この段階で中間解析なんかしても意味ないだろうというような代物だった。効果安全性委員会でも、予想以上の大差にみんな意外な表情をしていたが、規定に従って試験は継続、中間解析結果は非公表となった。
　私はA群の薬剤を作っているメーカーC社の人とも、B群の薬剤を作っているメーカーD社の人ともつきあいはあるが、とくにC社のE氏は高校

の先輩なので、教えてあげたら喜ぶだろうなと思ったが、もちろんそんなことはしない。また、C社の株を買おうということもない。そんなことをしてはいけないくらいのことは弁えている。ところが、である。

　姉ちゃんから電話がかかってきた。お前に心配かけないようにと黙っていたが、旦那の具合が悪く、癌と診断された。それは薄々覚悟はしていたが、あろうことか担当医は治療法を籤引きで決めたいなんてこと言っている。そんなのとんでもないではないか。どうしてちゃんと方針を決めてくれないんだ、と責めるような口調で泣きわめく。

　まあ姉ちゃんも旦那も医療関係者ではないから、仕方がないだろうが、そういうものなのだよ。どっちがよいのか本当に分からない状況では、籤引きで決めるのもアリなのだ。ところがよくよく聞いてみると、まさにあの大腸癌の試験を提示されているらしい。A群とB群、どちらの治療法もできるのだが、ランダム化で決めさせてほしい。

「医者は、どっちがよいか、本当は知っているんじゃないのか？」と捲し立てる姉ちゃんに、私は、途端に歯切れが悪くなる。

「担当医の先生は、知らない。それは本当だ」

「は？　それってどういうこと？　誰かは知っているの？　誰が知っているのか、お前には分かっているの？」

　姉ちゃんは、医学的知識はないくせに、私のことはよく知っている。私の物言いから、何かを勘付いたようだ。だけど「実は僕が知ってるんだ」なんて、言っていいのか？

「あんたも知ってるでしょ。うちは上の子が来年就職で、下の子は浪人中なんだよ。まだあの人には元気でいてもらわないと困るのよ。知ってることがあったら言いなさい！」

「理由は言えないけど、A群の治療にしてもらって。担当医の先生には、僕に相談したなんて、言わないでね」

　それだけ伝えて、一方的に電話を切った。

　何となく釈然としない私は、天下のNew England Journalに載った論文（N Engl J Med. 2012; 366: 109-19）を読んで、もっと釈然としなく

なった。HER2 陽性の乳癌に対して、標準の化学療法＋trastuzumab に、新規 HER2 阻害剤の pertuzumab の上乗せ効果を、プラセボ対照で検証する。Primary endpoint は PFS。

　この primary の解析の時に、OS に関する中間解析を行う。そこで規定の p value に達しなければ、OS の最終解析は一定のイベントが起こった時に改めて行う。

　さて、PFS はめでたく met し、HR 0.62 で p<0.001 と有意に改善した。OS の中間解析では、HR 0.64、p=0.005 と強い改善傾向が認められたが、中間解析の規定（HR 0.603 以下、p 値 0.0012 以下）をクリアはしなかった。

　へ？　「クリアしなかった」というのに、その HR や p 値が論文に堂々と明記されていていいのか？　よく読むと、「(OS が) クリアしなかった場合には、プラセボ群はそのままキーオープンせずにプラセボで治療を続ける」ということらしい。

　それってどういうことか。すでに決着はついたと判断したからこそ論文に書き、しかも「OS の改善」もあったと言わんばかり（というか、言ってるだろ！）の結論を出して、その一方プラセボ群の患者が「死ぬのを待ってる」ということに他ならない。試験とはそういうものだとしたら、冷たいよな。世の中の人が「臨床試験」なんて「人体実験」ではないかと思うのも、無理はないような気がする。

　もちろん、だからといって、私が姉ちゃんに「旦那の治療は A 群にしてもらえ」と伝えたことが正当化されるわけではないのだが、だけど私はどうしたらよかったのだろうか？

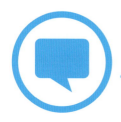

Discussion

■ 中間解析と試験の継続・中止

國頭　今度は、たまたま知ってしまった時にどうするかというお話です。仮想的な例ですが、独立データモニタリング委員会（効果安全性評価委員会）の委員だったりすると、普通の研究者が知らない情報、たとえば比較試験の中間解析でA治療とB標準治療の差がほとんどなさそうだとか、A治療の方がよさそうだ、といったことを知ってしまうことがあります。そして、その人が身内が病気になった時に、「A治療をやってもらえ」というようなことを言ってもよいものでしょうか。自分が儲かるわけではないですが、株のインサイダー取引のような感じですね。今のところ誰も知らない情報を、自分の身内の利益のために使うのはどうかという問題です。

　たとえば、転移性乳癌に対して、「trastuzumabにpertuzumabを加えた治療」と「trastuzumabとプラセボ」を比較するCLEOPATRA試験の中間解析の結果が「New England Journal of Medicine」に公表されました[1]。その後、フォローアップの結果が「Lancet Oncology」に出ました[2]。主要エンドポイントは無増悪生存期間（PFS）でしたが、全生存期間（OS）も重要な副次エンドポイントとして、中間解析が予定されていました。実際に行われた全生存期間の中間解析では、hazard ratio 0.64で、pが0.005でした。しかし、中間解析での早期中止・早期開示の規定はhazard ratioが0.603、pが0.0012で、クリアしませんでした。普通はこの状態では結果は公表しないのですが、「trastuzumab＋pertuzumab」群の成績がよかったということが堂々と書かれているのですね。しかも、中間解析の規定には達していなかったので、「trastuzumab＋プラセボ」の人はkey openせずにその治療が続けられました。Pertuzumab が投与されることはなかったということです。

その後、OS でも差が認められたことが「Lancet Oncology」に公表されています。普通はこのような公表の仕方はしませんね。

吉村 そうですね。中間解析というのは、早く試験結果を出すためにやるものではありません。ヘルシンキ宣言（2013年フォルタレザ改訂）の18条の第2文には「潜在的な利益よりもリスクが高いと判断される場合または明確な成果の確証が得られた場合、医師は研究を継続、変更あるいは直ちに中止すべきかを判断しなければならない」とあります。倫理的な観点から実施されているものです。

明確な成果の確証（原文では conclusive proof of definitive outcomes）を得ているのかの評価を試験途中で行います。中間解析時点での結果の未熟さを考慮して、有効性に対しては厳しい基準を用いることが一般的になっていますが、これを満たした場合は、研究を有効中止することになります。CLEOPATRA 試験の場合、中間解析の結果は、あらかじめ決めておいた中止規定を越えていません。研究者自身が予定していた客観的な中間解析計画に従えば、この中間解析時点では明確な成果の確証はまだ得られていないと考えることになります。研究者自身もそう考えたからこそ、key open せずにプラセボの投与が続けられ、pertuzumab が投与されることはなかったのでしょう。

明確な成果の確証ではないものを、論文で公表してよいかは難しいです。ジャーナルの査読の過程で提示を求められたのかもしれません。中間解析で基準を満たしていないけれども、PFS で大きな差が出ているので、ここで終わりにしましょう、ということもあり得たと思います。しかし、そうはせずに、プラセボ群の人たちはそのままにしておいて、中間解析をもう1回増やしてその結果を別のジャーナル（Lancet Oncology）で公表したという経緯と考えるのが尤もらしいと思います。このあたりの倫理的な問題はどうなのでしょう。

佐藤 試験を続けた理由は、中間解析で規定に満たなかったことだけだと思います。科学者のコミュニティが、臨床的には非常に大きな差がつ

いたので、ここでやめたいと強く主張すれば、中止もできたのかもしれないですが、前もって決めてあった基準には満たなかったわけですから、中止しなくても問題はないと思います。

中間解析の結果で中止してよいのは、覆りそうもない大きな差が出た場合ですので、そこまでには至っていない、ということですね。中間解析の段階では、患者さんの数もイベントの数も少ないわけですし、乳癌ではPFSがOSの代替エンドポイントになるかどうか微妙ですし、慎重な判断が必要だと思います。

吉村 試験を実施する側とすれば、それを理由に、試験を継続することで新薬の効果の大きさをきちんと示すことができます。中間解析で中止したら規制当局に提示する情報として曖昧さが残りうるかもしれません。

國頭 FDAは最初の中間解析の結果で承認して、中間解析をもう一度実施するように指示したのはEMAのようです。規制当局が「これって止めなければまずいんじゃないか」と思ったんでしょうね。

佐藤 規制当局としては、新薬を承認するからには、効果の真の大きさを見ておきたいでしょうから、製薬企業も規制当局の意図を忖度しすぎるのかもしれないですね。試験の背景の詳細は分かりませんが、PFSを数か月延長するということをほぼ確信した状態で試験を続行するのは、患者さんを担当する医師はつらいですね。プラセボ群の患者さんにpertuzumabを使わせたいと思うでしょう。

■ たまたま知った情報を「私用」してよいか

國頭 試験のことは置いといて、中間解析の結果をたまたま知ってしまった場合に戻りましょう。仮に、試験が中間解析の結果を公表せず、中止もしなかったけれど、私は独立データモニタリング委員会にいたために、PFSで大きな差がついていることを知ったとします。薬剤もすでに市販されていて使用できる状態と仮定します。そして身内が乳癌の治療を受けることになったとして、私は「trastuzumabとpertuzumabをやってもらえ」と言っていいものかどうか。

佐藤　　身内でなかったらたぶん漏らさないと思うのですが。
悩ましいですね。自分や家族の立場と、研究者としての立場がぶつかりますので。
　　　　研究者としては、科学性を保つためには言ってはいけないのですけれども、自分の家族となるとそこまでは…。
國頭　　話はちょっと飛ぶのですが、親が泥棒をして子どもがそれを知った時、子どもはそれを匿うべきか、突き出すべきかというな話がありましたけれども、それに近いような感じですね。
吉村　　統計家としても効果安全性評価委員会に関わっていれば、臨床医と同じく結果を知りえる立場になりえます。もしそれで自分の家族が病気になった時にその情報を使わないかと言ったら、それは大変悩ましいところかと思います。委員会の委員を辞めるかどうかとは別に、結果を知っている以上は一人の人間としてどう判断すべきか。
國頭　　このスキットだと、理由は言えないけれども、こっちでやってもらえということで一方的に電話を切ったという話にしていますが、知っているといろいろなことを考えなければいけないですね。

文献

1) Baselga J, Cortés J, Kim SB, et al. Pertuzumab plus trastuzumab plus docetaxel for metastatic breast cancer. N Engl J Med. 2012; 366: 109-19.
2) Swain SM, Kim SB, Cortés J, et al. Pertuzumab, trastuzumab, and docetaxel for HER2-positive metastatic breast cancer (CLEOPATRA study): overall survival results from a randomised, double-blind, placebo-controlled, phase 3 study. Lancet Oncol. 2013; 14: 461-71.

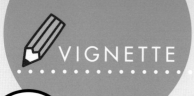

3 試験治療と医者の「個人的見解」

　何が難しいといって、ランダム割り付けに関して同意を取るくらい難しいものはない。これに比べればphaseⅡ試験への参加なんて、鼻歌交じりに患者のOKをもらえる。だって、医者側が「これはよい治療だと思う（から試験をやっている）」と言えるのだろう？　「本日のお勧め」を断る客はそうそういない。レストランでは、客は「今日は牛肉ではなく鶏肉が食いたい」とか言うかも知れないが、患者は「今日の気分はパクリタキセルではなくてドセタキセルなんだよね」なんて言わないぜ。

　「2つの治療のうち、どちらかがランダムに割り付けられる」と説明すると、「で、先生はどっちがよいと思うんですか？」と必ず聞かれる。それが分からないからやってるんだ、と答えるのだが、本当にそうだろうか？　私だって、内心はこっちが勝つだろうな、という予想くらいはしているのが常である。そういう不確かなことは言わないお約束であるが、患者や家族は不確かなことであっても医者の「お勧め」を聞きたいのだ。籤引きで決まるなんてあんまりだと思うのは人情である。

　かつて私は、小説『見送ル』（新潮社）の中で、ランダム化試験の同意の取り方について、「籤引き」に渋る家族を次のように説得すると書いた。
「じゃあね、奥さん。私が治療決めるんだったら、いい？」
「それは、先生がお決めになるんだったら」
「じゃあ、決めさせてください。で、私はこの試験に登録して、その方法論（ランダム化）で出たものを選ぶ。それを私が責任もってやって、その後は、さっき申し上げたように、その場その場に応じてやっていく。憚りながら私もプロですからね。それならいいでしょ」

3. 試験治療と医者の「個人的見解」

　うるさくない患者からは、よく、「お任せします」と言われる。実のところ、「お任せします」と言った患者は、それ以上の詳しいことは聞きたくないので、さらに突っ込んで説明なんかしても嫌な顔をするだけである。ましてや、試験の方法論なんて、自分と関係ないと思うのが当然だろう。私は、そういう「野暮」をせずに、「任せられた」のだから、それはランダム化して治療法を決定するということも含めて「任せてもらった」と判断することにしている。これはそれでも OK だと、弁護士先生に聞いた、ような気がする。

　だけど今日はちょっと厄介だった。一旦同意をもらった後で、遅れて1人、息子というのがやってきた。「遅れて申し訳ない、私も医者でして、ちょっと診療が手間取って」とか、物腰は丁寧だがこっちを値踏みするような挨拶をされた時に、嫌な気がした。案の定、説明文書だけではなく、プロトコール全体を見せてくれという。断ってもいいものかどうか分からなかったし、「今から、試験に参加して治療をするという本人の決定を覆すつもりはない」とか言うので、見せたのだが。

「ここに、A 群の MST は 2 年、B 群のは 3 年と見込み、$\alpha 0.05$ および $\beta 0.20$ で症例数を計算、と書いてありますよね」

「はあ」

「先生は、どっちがいいのか分からない、とお答えになったんでしょう？」

「それは、試験の設定というか仮説ですから、あくまでも仮説で、そういくという保証はどこにもないわけで」

「いやもちろん、保証を求めているわけではありません。だけど、B で 3 年、A よりも上を行けるんじゃないかという、それまでのデータがあったからこの試験するんでしょう？」

「そうです」

「だったら、この記載は、満更根拠のないものではない、ですよね。先生も、そういうぐあいにうまくいく可能性があると判断されたからこそ、この試験に参加されているわけで。そうしたら家族の心情としては、先生方からしても見込みがいいと思われる治療法を勧めてほしかったですねえ」

「いやしかし、その分、B 群の方が毒性も強いという予想もあるわけで、最終的にはどっちの得になるのかは不明であって」
「それはおかしい。その B の毒性に耐えられると判断されたからこそ、うちの父親はこの試験の選択規準をクリアして、eligible となったわけでしょう？」

やたら詳しいな、こいつ。

「まあいいです。ただちょっと気になるのは、Gr4 の好中球減少が出ても、発熱しない限り G-CSF は使わないとか規定されていることですが」
「はあ」
「これって一般的なのですか？　先生、こういう時は本当に熱が出るまで使いませんか？」
「うーん、日常臨床では、患者さんのリスクの状況とか、どのくらいで好中球が落ちてきたのかの時期の問題とかにもよりますが、正直、熱が出る前に使ってしまうことも多いですね」
「じゃあ、父をあまりリスクにさらしたくはないので、そういう時は使ってください」
「だけど、プロトコール規定ではそうなってませんので」
「とは言え、熱が出る前に使う、という方針は、別に先生だけのものではないでしょう？」
「そうですね。まあ、医者によって見解は分かれますが、半々、くらいでしょうか」
「だったら別におかしくなんかない。私はむしろ、そういうことまで規定してしまう、プロトコールの方がおかしいと思いますよ。先生の日常臨床の方針は、そんな規定の遵守よりも優先されてしかるべきです」

これってプロトコール逸脱をしろってことだよなあ。だけど、確かに、逸脱の方が臨床の実情に合っていると思うことも多いし。この息子はここを了解すれば試験参加自体の決定には文句はつけないと言うし、その通りにするしかないか。

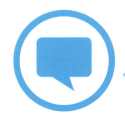

Discussion

■ ランダム割り付けにおける equipoise

國頭 次に、試験に参加してもらうにあたって、医者の「個人的考え」が患者に与えるインパクトを考えてみようかと思います。

ある病院での事例ですが、病院職員の女性が乳癌になりました。ちょうど術後の再発予防を目的とした医師主導の臨床試験、doxorubicin と UFT の比較試験を実施していて、彼女は適格でしたので、担当医師もその臨床試験に参加してもらおうと思っていました。

ところが、術後に出血して、そのために登録期間を過ぎてしまい、試験には参加できなくなりました。その時に彼女がどの治療を受けたらよいかをたずねると、複数いた医師たちはすべて「doxorubicin だよ。UFT は効かないよ」と言ったそうです。彼女は腹を立てて、「何で臨床試験の話をする前に、そのことを言ってくれなかったのか」と言ったのですね。

比較試験は、UFT の再発予防の効果に関するデータはなく、doxorubicin と equipoise が成り立っているというのが実施の根拠だと思いますが、患者側からすれば、医師はみんな doxorubicin の方がよいと思っているのに教えてくれなかった、と恨みに思っていたようです。

データを知っているというのとは少し違う問題ですが、病院の診療科で doxorubicin と UFT を比較する試験を実施している場合は、そこに優先して患者を登録することが求められますね。だけど、自分としてはある特定の治療がよいと思っているという医師がいた場合、人の道としてどうなんでしょうか。

佐藤 診療科として試験を引き受けていれば、自分だけ「これは equipoise が成り立っていないからできない」とは言いがたいですね。し

かし、医師個人が、「この試験は equipoise が成り立っていない。自分は doxorubicin の方がよい」と思うのであればその人は試験に参加しなくてもよいのではないかと思います。患者さんをリクルートする時は、「どちらにあたっても同じくらいの利益が得られる」という説明をしなくてはなりませんので、自分をだますなり納得するなりできればいいですが、そうでなければ難しいですよね。

國頭　例えば診療科の医師 5 人のうち 1 人でも「いや、UFT の方がいいと思うよ」と言う人がいれば話は簡単で、equipoise が成り立っていてよかったのでしょうけど、5 人全員が「doxorubicin がいいよ」と言ったので、患者さんは怒ったんですね。

「Doxorubicin がよい」というのはエビデンスのレベルとしては高くなかったとしても、患者さんにとってはレベル 1 の比較試験の結果よりも、目の前の主治医が言うことの方がインパクトがありますね。その「個人的な見解」というのは、やはり軽視すべきではないのではないかなとは思うのです。

佐藤　理想的には、ランダム化比較試験の場合は、医師は equipoise が成り立っていると思っていると、そして患者さん自身もそう思っている人が参加するというのが基本ではないかと思うのです。

國頭　Freedman の 80 年代の一番最初の論文[1]は、必ずしもそうではなくて、自分は A 治療の方がよいと思っているが、同僚は B 治療の方がよい、と思っている状態、専門家間で意見が割れている状態では equipoise が成り立っていると言っています。

佐藤　「理論的な equipoise」が成り立っている状態ですね。それで医師が納得できるのだったらよいと思います。自分は doxorubicin がよいと思うが、同僚の先生は UFT の方がよいと思っている。2 つを同じ土俵で比べたことがないから、この試験をやっているんですという説明はいいと思います。

國頭　ですから、逆に言うとそこくらいまでは持っていかないと、試験はなかなか成り立たない。

3. 試験治療と医者の「個人的見解」

■ **医師は個人的な意見を患者さんに言うべきか**

國頭 患者さんにランダム化比較試験に参加してもらう時に困るのは、「先生はどちらがいいと思いますか」と聞かれることです。「それが分からないから試験をやっているんです」と言いますが、「だけど、絶対知っているんでしょ」と問い詰められます（笑）。

佐藤 私も「じゃ、あなただったらどっちにするの」と聞かれたことがあります。

國頭 一般的に、治療方針を決める時、患者さんは「お任せします」と言いますが、「医師が治療方針を選んでくれるのはOK」という意味ですよね。そこで医師が決めるのではなくてランダムに決められる、籤引きで決められる、というのは抵抗を感じるのでしょうね。ですので、「私が籤を引くので、それで決めさせてくれ、それでOKか」と言って、OKを取ったこともあります。その話を弁護士さんにした時に、「そのような決め方で先生が決めてよい」と言われたならよいのでは、とのことだったのですが、どうなんでしょう。

佐藤 かなり微妙ですね（笑）。私は「ランダム割り付け」を籤引きと説明するのは抵抗があるのですが、それは置いておきましょう。

患者さんが「お任せします」と言った時は、先生が私に一番いいものを選んでくれるだろうからお任せするのであって、先生の好き勝手にしてよい、という意味ではないと思います。ですから、先生がA治療とB治療の比較試験で、患者さんにはどちらがあたってもよいと思っていれば、それでよいと思います。しかし、先ほどのお話と同様に、自分としてはどちらかの治療がよいと思っている時は、ランダム割り付けで治療法を決めるというのは、少なくとも患者さんの気持ちには沿っていないことになりますね。

國頭 医師自身が、A治療とB治療でequipoiseが成り立っているかをどう考えるかということですね。しかし、ほとんどの第Ⅲ相比較試験では、今までの成績を参考に、たとえばA治療はMSTが2年くらい、B治療は3年くらいとして、有意水準5%、検出力80%で検証することを考えて、必要な患者さんの数が何百人、というように設定

しますよね。

　MSTが2年とか3年とかというのは別にでっち上げでしているわけではなくて、効果を見たい方の試験治療でも第Ⅱ相試験の結果を持ってくるわけです。これをもって「どちらにあたっても利益は同じくらい」としてよいものかどうか。説明文書はともかく、プロトコールにはこのことが書いてありますから、仮に患者さんが読んだら、理不尽に感じられるのではないですか。

佐藤　第Ⅱ相試験は様々な制約があるところで実施しますから、結果も確定的ではないですね。効きやすそうな患者さんを選んだりしますし、患者さんの数も少ないですし、よい結果が出やすかったりします。ですので、ランダム化比較試験の説明文書を書く時は、「新治療は、標準治療と同じくらいもしくはそれ以上の効果は認められているが、データは不十分であり、標準治療に比べて本当によいのか同じくらいかは、実際に比べてみないとわからない」と説明することがあります。

吉村　臨床試験に多く関わったことのある人であれば、第Ⅱ相試験で高い効果を示しながら、第Ⅲ相比較試験ではそれが示せなかったという過去の事例も数え切れないほどあることはご存じだと思います。患者さんに、数値を挙げて説明するのであれば、きちんとそのあたりも理解できるように説明しないといけないですね。

佐藤　薬の作用機序などが分かれば、予測もつきやすいですよね。患者さんにお話しする時は、「新しい薬だけど、同じ種類の薬なので標準治療とだいたい同じような効果だと考えています、しかし、同じ土俵にのせて比べてみないと本当のところは分からない」というような説明をすることが多いです。

國頭　患者さんからプロトコールの開示を求められたら、しないといけないのでしょうか。

佐藤　私が患者だったら全部見せろと言いますね。特許などの関係で秘密にしなくてはいけない部分があれば別ですが、それ以外は開示してよいのではないですか。

吉村　私も患者だったら見せろと言うと思います。でも、プロトコールは技術文書ですので、臨床試験に関わっている人は理解できますが、それ以外の人、とくに患者さんは理解できないことも多々ありますので、それだけを単に提示しても逆に不親切にもなりえます。

國頭　プロトコールに、「A 治療は MST 2 年、B 治療は 3 年と見込む」と書かれているのを見たら、「じゃあ B 治療をやってください」となりますよね。

吉村　臨床試験に関わる方以外は当然そう思うでしょうね。しかし、優越性試験は、勝つかどうかを評価する試験なので、負ける時もあるわけですね。

　　　同点以上になるという保障もないんです。このあたりは、説明するのも、理解していただくのもなかなか難しいように思います。

■ プロトコール逸脱と日常臨床

國頭　プロトコールの逸脱についてもお話ししてもよいですか。スキットにも書いたのですが、プロトコールには、支持療法についても規定されていますね。しかし、自分は実臨床ではプロトコールに規定されている以上に G-CSF を投与するので、臨床試験に参加している患者さんにもいつも通りにやりたい、というのはどうなんでしょうか。

吉村　支持療法に規定を設ける理由は、試験の目的を達成するためです。支持療法によって、効果が薄まったり強化されたりする可能性がある場合などは、何をどれくらいやってよいのかを決めておくことで客観的な結果を得ることができます。ですから、それを守らないで勝手にやられてしまうと、試験のデータを歪める、integrity を損なう可能性があります。

　　　しかし、患者さんの安全を考えて絶対にその治療が必要だという時は、それを優先することは当然ありえます。ですので、規定を作る時は実臨床でのパフォーマンスを考えて、現実的なところを設定することが大事ではないでしょうか。逸脱が多すぎる場合は、現場の医師が守れないような、あまりに日常診療からかけ離れた規定になっている

というサインでもあります。そのようなサインが試験途中で顕在化した場合にはプロトコールの改訂が必要とも考えられます。

國頭　規定されていないものはどうなんでしょうね。たとえば、ある臨床試験の事務局をやっていた時に、患者さんが大量のビタミンCを投与する方法をやってみたいそうだけど、どうかという問い合わせを受けました。

佐藤　プロトコールには「大量ビタミンC療法はだめ」と書いていませんからね。

國頭　薬じゃないし、オレンジジュースを大量に飲むというような話なので、いいんじゃないかと言ったのですが、これが「どこかの何とかワクチン」はどうか、となると、微妙ですね。

佐藤　副作用の心配はありますが、それとは別に、試験での治療効果を修飾する可能性のあるものは控えてもらう、というのが基本だと思います。

國頭　ただ、その線引きがちょっと難しくて。霊感療法の壺とかだったら大丈夫そうですけどね。

　ついでに、プロトコールの位置づけについても伺いたいと思います。プロトコールは、研究を遂行するにあたってのガイダンスのようなものだと思うのですが、最近は、法律のように、「やっていいことよくないこと」を決めた文書のようになってしまっているように感じます。「これをやったら逸脱で、あれをやったら違反で」というのが細かく書かれていて、しかも実臨床ではわりと普通にやる支持療法でも禁止されていることもあります[2]。そして、少しでもその規定に触れると「逸脱・違反」と言われるのですが、これはプロトコールの改訂を願い出た方がよいということでしょうか。

吉村　日本では一部、試験計画書からの逸脱は重罪みたいな捉え方になりがちに感じます。マジメな気質からでしょうか。

　逸脱や違反の規定を設定する目的は、1つには、結果への影響を考えるために逸脱・違反があったかどうかをチェックしておくということがあります。プロトコールは、臨床試験実施前に作るもので100％

完成された絶対の規則ではありません。実施中に臨床上の不都合な点などがあればそれを拾って、試験計画自体を修正する情報にしよう、という意図も含まれます。

　ですから、逸脱や違反は、中には安全性の観点から本当に避けるべきものもありますが、すぐに盲目的に重罪と整理するのではなく、まずは試験計画と実際の臨床の間で問題が起きているサインと解釈するのがよいと思います。計画が悪いのか、臨床上の対応が悪かったのかは次の段階で整理すべきことと思います。たとえば多くの臨床医が同様に計画を逸脱しているのであれば、計画が悪いと考え、プロトコル改訂を検討する方が素直と思います。

佐藤　効果を修飾することはだめですが、日常診療で普通にやることは、プロトコルで容認しておかないと、逸脱だらけになりますね。

　プロトコルの文言が法律のように解釈されてしまっているという状況は驚きですが、患者さんの安全を考えて治療をして、それが逸脱になったというのはあってよいと思います。ただ、なぜそれをやったのかという根拠はきちんと示す必要はありますね。それが合理的なものであれば、プロトコルの改訂も視野に入れるというのが順番でしょうか。

國頭　そうですね。ただ、研究者側からすると逸脱をすると、警察に摘発されたような感じを受けてしまいます。

　たとえば「お前の施設が逸脱が一番多い」とか言われてビビッてしまうことがあります。

吉村　事務局はきちんとしていないといけないですが、警察っぽいのはいやですね。

　逸脱や違反の規定の厳しさは、臨床試験の性質、たとえば効果の大きさを見るための試験（探索的試験）と、標準治療を確立するための試験（検証的試験）では対応も変わりえると思います。効果の大きさを見るような試験で、日常診療でやっているからといって何でもやっていいですよとすると、結局見たいものが見えなくなりますね。

國頭　逆に、標準治療の確立を考える試験でしたら、実臨床に近い状態で

試験をした方がよいということになるわけですね。

佐藤 　そのあたりが押さえられていてそれがみなさんの了解になっていれば、プロトコールが法律文書だったり、事務局が警察になったりしなくて済むように思います。

文献
1) Freedman B. Equipoise and the ethics of clinical research. N Engl J Med. 1987; 317: 141-5.
2) Stewart DJ, Whitney SN, Kurzrock R. Equipoise lost: ethics, costs, and the regulation of cancer clinical research. J Clin Oncol. 2010; 28: 2925-35.

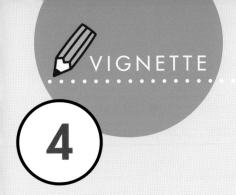

試験治療の提示

　よく、決まり文句として、「これこれの治療は（現段階では）トライアルとしてのみ行われるべきである」、と言われる。その「治療」にはまだ「エビデンス」が乏しく、実地医療に導入するには時期尚早、という、その意味合いは分かる。だけど、「トライアル」としてはやっていいのだから、完全に否定されたわけでもない、とも言える。

　疑問はここからで、医者が、もしくは患者が、「トライアルとしての治療」を選好みすることは、許容されるのだろうか？

　菊川という消化器内科の若い奴が、浮かぬ顔をしている。また厄介な相談事か、まずい、と逃げようとしたが一瞬遅く、「あ、里見先生」とつかまってしまった。仕方がない。「何だ」。

　何でも、50代の患者に、直腸癌の内視鏡切除を行ったのだが、病理で粘膜下層までしっかり入っていて、その他にもハイリスクの要素がいくつかあるのだそうだ。

「取り切れてないということか」

「いや、一応取り切れてはいるんですけどね、こういうのは局所再発の可能性がそれなりにあるんで、手術し直すのが標準なんですよ」

「まあそういうのは、胃でも大腸でもよくあることで、仕方ないよな」

「しかしこの患者では、ものの場所からして、人工肛門になっちゃうんですよね。それで患者が嫌がって」

「まあそうだろうな。で、本人がどうしても手術が嫌だ、となったら、どうするんだ？」

「何もしません。経過観察が標準です。手術以外の再発予防策はエビデンス

がないので」
「欧米では chemoradiotherapy（CRT）か何かやってんじゃないの？」
「そうです。それで、日本でもその臨床試験を、多施設の phase II でやってるんです」
「じゃあ何も問題ないじゃないか。その試験に参加してください、でいいだろう。選択規準にひっかかるのか？」
「いや、それは大丈夫なんですけどね、プロトコールに、本人に提示する治療としては CRT を推奨しちゃいけない、って書いてあるんですよ」
「え、ちょっと分からない、どゆこと？」
「つまりね、再発の可能性は高い、手術がお勧めである、ただ手術が嫌であれば観察のみ、と説明しなければいけないのですよ」

　それでもよく分からなかった私に、菊川はいらつきながら何度も説明し、やっと私にも呑み込めた。つまり、この再発高リスク（だけど取り切れてはいる）の内視鏡切除後直腸癌の症例に対しては、人工肛門造設を伴う手術が標準、断ったら観察のみ。これに対して CRT を行う phase II だが、「手術を断る」までトライアルのオファーをしてはいけない。

　仮に「手術以外に何かないのか」と言われても、「現在推奨できるものはない」と言わないといけない。手術拒否して初めて、こういう試験があるのだが、と説明してもいいという。

「そんなんあるんだったら早く言ってよ、とか言われないの？」
「言われました。当然ですよね。さっき、勧められるものはない、と説明した舌の根も乾かぬうちに、そういう試験治療があるけど、ですもんね。この患者は若いだけによく勉強してて、CRT はどうか、って向こうから言ってきてたんですよ。それを却下して、すぐにその試験のオファーですからね、怒り出しちゃって。いや、プラクティスとして推奨できるかどうかと、試験やるかどうかは別物だ、と、いくら説明してもダメでした」
「そうだろうなあ。プロトコールも何でそこまで堅いこと言わなきゃいけないんだ」
「いや、だから、標準でないものを『治療』の選択肢にしてはいけない、と

いう『倫理』ですよ。あと、対象はあくまで、他の治療法はないと説明されたうえで手術を断った患者、なんで、そこまでの覚悟はなくて CRT を先に提示されて飛びついた患者、というのを入れると集団の性質が変わってバイアスがかかる、ということらしいです」
「結局どうなったの？」
「だけど、試験に入らないと CRT はやらない、ってこっちは言ってるわけですからね、釈然としない顔しながらも同意して参加してくれましたよ。だけどそれ以来、ろくすっぽ口も利いてくれないんですよ。さっき部長から呼ばれて、患者が、あの先生は誠実でないから担当を代えてくれと言ってきた、と伝えられました。先生、何で僕がこんな目に遭わないといけないんですかね」

　私は、菊川に落ち度があるとは思えない。むろん私だったら、証拠が残るわけでもなし、少なくとも患者の側から「CRT はどうか」と言われた時点で、「実はこれこれ」と白状し、「そういうこと」にして登録してしまうのだが。

　医者でもある研究者（英語で physician-investigator）は、そこまで患者と、「馴れ合い」をしてもいいのだろうか。一方でそれをすればするほど、患者は「先生は自分のことを考えてくれる」と喜ぶ。当然のことだ。

　私にも覚えがある。ある試験 A をオファーして、難色を示された後で、だったらこの試験 B はどうか、と別のを勧めたら、「そんなのがあるんだったら先に言って、こちらに選ばせろ」と叱られた。もちろん A と B で、治療効果の期待値に差があるとかいうものではない。だがこの場合、A の方を先に登録終了にしてしまいたかったという事情があってのことなので、ちょっとこちらも脛に傷、みたいなところはあった。だけど患者を裏切ったりしてはいないよな、どちらも「試験」なんだし。

　この逆のこともある。Phase I に症例を入れるのに、若くて元気な患者を、本人と打ち合わせてわざと待たせて、用量が上がるまで登録しなかった。低い用量にはちょっとよれた患者を入れたりしていた。その結果、患者には「自分のことを思ってくれている」と感謝されたが、試験自体は用量と

毒性が全然相関せず、思わしい結果が出なかった。
　だけどこっちも生身の患者を相手にしてるんだから、そんなバイアスは仕方がないだろう？

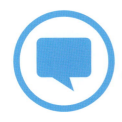

Discussion

■ 臨床試験と標準治療の関係

國頭　これは、ある研究のコンセプトを検討する会議で出会った事例で、おもしろいなあと思ったものです。

　臨床試験の対象は、直腸癌の患者さんで、癌は内視鏡手術で一応全部切除できたが、病巣が深かったりして再発のリスクが高い、という場合です。開腹で手術をすれば治癒が見込めますが、直腸癌ですので、人工肛門になるのですね。別の手立てとしては化学放射線療法があって、これは欧米では標準治療になっているのですが、日本ではそうなっていません。というわけで、直腸癌の術後のハイリスクの人に化学放射線治療をやってみてその効果を調べることを目的とした第Ⅱ相試験が計画されました。

　問題は、患者さんをどのようにリクルートするかで、試験の対象は、「手術をお勧めして、断った人」にしようということになりました。標準治療は手術ですし、化学放射線療法は標準治療でもなく実臨床ではお勧めできるものではないからです。したがって、「標準治療は手術ですが、嫌な場合は化学放射線療法があります」とオファーしてはいけない、ということになりました。

　そして、手術を勧めた時に患者さんから「手術以外には、何かないのですか」と聞かれても、現時点で推奨できるものはない、と言わないといけないのです。そして、患者さんが「手術は嫌です」と断った時に初めて「化学放射線療法の臨床試験をやっているので参加しませんか」と言う、という順番です。

　患者さんからすると「だって、さっきは他の方法はないと言ったじゃないですか。あるんだったら早く言ってください。隠してたの？」ということになりますよね。

試験をやる側の言い分としては、患者さんは標準治療と臨床試験での治療と区別できないだろうし、化学放射線治療の話をしたら、標準的な治療ではないにもかかわらず多くの人がそれを選択することになってよくなかろう、ということですね。

吉村 試験の対象者として、「手術を断った人」という対象集団をどう考えるかですね。実際にこの試験で化学放射線治療の有効性が示され、実臨床で実施することになった場合も「手術を最初に提示してそれを断った人」が本治療法の対象集団となるのでしょうか。

國頭 一般論にすると、臨床試験を実施している時に、それを標準治療と同列に扱ってよいかということですね。「標準治療と、臨床試験での治療とありますけど、どうしますか」という説明をしてよいものでしょうか。最初に標準治療の話をして、それを断ったら臨床試験の話をするというのは、患者さんから見れば「隠している」と思われますが、医療側からすれば、手順を踏んでいるといえば踏んでいるわけです。

佐藤 標準治療がある場合に、「先にそれを提示して、断ったら臨床試験を提示する、という順番でなければならない」という作法はないと思います。治療方針を決定する際は、「お勧めの治療と、それ以外の方法と、それらの利点欠点の比較の情報もお知らせしなくてはならない」というのが原則ですし。

臨床試験を実施するということは、その試験治療は、確証的ではないにしろ、標準治療と同じくらいかそれ以上、または、「劣っているかもしれないが、それほどは劣っていない」と研究者は予測しているわけですね。直腸癌のハイリスクの人に対する化学放射線療法の場合は、欧米で標準治療とされていますし、実際に手術と比べてみなくてはわかりませんが、それほどは悪くなさそうです。

そうすると、「標準治療は手術で、人工肛門になりますが、再発の可能性は少ない。手術以外では、化学放射線療法があるが、手術と同じくらいの成績かどうかはわからないので、臨床試験でそれを調べているところだ」という説明をすればよいのではないでしょうか。

4. 試験治療の提示

國頭 医療側としては、患者さんの多くが、確証のない、劣っているかもしれない治療を選んでしまうことを危惧しているのだと思いますが。

佐藤 ですから、「効果については確証がないので、同列で勧められるものではないですよ」というところをご理解いただければよいのではと思います。

吉村 そうすると、標準治療がある疾患で、第Ⅲ相試験をやっていて、第Ⅱ相試験もやっている、という場合はどうでしょう。たとえば標準治療Ｓと新治療Ａの比較試験を実施していて、新たに、実験的な色彩の強いＸ治療の第Ⅱ相試験も始めた、という場合です。

　最初に比較試験の話をして、それが断られたら第Ⅱ相の話をするのか、最初から標準治療とＡ治療、Ｘ治療がありますよ、という話をしたらよいのでしょうか。

國頭 現実的には、少し生臭い話になりますが、診療科や研究者の思惑、たとえば、今第Ⅲ相試験の方に優先的に患者さんを入れたいか、第Ⅱ相試験の方に先に患者さんを入れたいかという、研究者の都合が入ってきます。第Ⅲ相試験を優先している場合は、それを先にお話しして、ということは実際にあります。

　優先順位はとくになくても、診療科で同じ対象の患者さんを対象とした臨床試験が複数、同時に進行していることは珍しくありません。この時、すべての臨床試験を並べて説明すれば、患者さんは混乱するだけですね。なので、自分で優先順位をつけてお話しすることをやっていました。

佐藤 診療科で、同じ患者さんが対象になる試験を複数実施する場合は、どれを優先するのか方針を決めておく必要がありますね。医師が大いに悩むような状況になる場合は、新たな試験は引き受けない方がよいでしょう。

　一般に、治療方針の決定の時に何をどのようにお話しするかですが、複数ある治療法を松竹梅と並べて、「自己決定ですからあなた決めてください」と患者さんに下駄をあずけるやり方は、インフォームドコンセントの説明としてもよくないので、やるべきではありませ

ん。いくら正確でたくさんの情報をもらっても、患者さんは素人ですし、決められないからです。

　患者さんが決めるのは、松とか竹とかの具体的な治療法ではなくて、「治療を受けてどうしたいか」という生活の質（QOL）ですので、医師は患者さんの希望や意見を聞いて、それにあった治療法を提案するという責任があります。患者さんとお話をしているうちに、この人は手術は嫌そうだな、ということが分かりますよね。そうしたら、「化学放射線治療というのがありますよ、確実なデータがないので臨床試験をやっているところですけど」というお話をすればよいと思います。患者さんが「臨床試験とか、わけの分からんものは嫌だ」と言うのでしたら、じゃあ手術ですね、みたいな感じでしょうか。

國頭　そうしますと、この人はいつもそういうものは嫌だなと言っていたということが分かっていれば、普通は手術を勧めるのだけれども、いきなり化学放射線療法がありますよと言うこともありということですか。

佐藤　そうですね。長いお付き合いの中で患者さんとよい関係ができていて、その人が何をよしとしてよしとしないか、などが分かっていれば可能ですね。臨床試験は、実験的なことを患者さんの身体で試させてもらうということですから、信頼関係が成り立っていなければできないですし、医師は、患者さん1人1人に何がよいのかを考えるという役割があると思います。臨床試験を実施する時は、1人の医師の中に医療者の立場と研究者の立場の両方があって、それがぶつかることも多々あるのですが、医者として、目の前の患者さんに何をどこまで許せるのかも含めて判断する責任があると思います。

■ 第Ⅰ相試験での問題

國頭　医療者の立場と研究者の立場が大きくぶつかる例としては、第Ⅰ相試験があります。

　抗癌剤の第Ⅰ相試験は投与量を低いところから高いところまで段階的に上げていって、毒性はそこそこ耐えられて、しかも効果が期待で

きるという投与量を決める試験ですので、対象の患者さんにはほとんど利益はないと言われています。

　しかし、抗癌剤もいろいろで、中には効果がかなりあるだろうと予測されるものもあります。そうなると、たとえば自分の患者さんに第Ⅰ相試験の話をする時は、低い投与量ではなくて、高い投与量に上がった時にしたい、という思惑が働きます。しかしこれは科学的な観点から言えば、バイアスをかけてることになりますね。

吉村　第Ⅰ相試験では、無意識的にもそういう特徴をもつことが避けられないと思います。私自身も、他に治療法がない状況で、第Ⅰ相試験を提示されたとしたら「投与量は今、どの段階ですか」とたずねて、低用量だったらもう少し待てるかどうか主治医と相談するかもしれません。

國頭　JCO に phase I での毒性の予測式を作ったという報告があります[1]。ただ、これを実際に利用することを考えると、副作用の出そうな人は低用量、大丈夫そうな人には高用量が投与されるという傾向が出てきますでしょうから、結局投与量と毒性の関連はきちんと見ることができなくなりますよね。

吉村　すでに海外で第Ⅰ相試験を実施していて、少し遅れて日本でやる場合はとくに、投与量と毒性の関係などある程度予測がつきますので、低い投与量の段階では自分の患者さんを参加させたくないと思う余地が生じえますね。

國頭　もちろん、第Ⅰ相試験ですので、高用量の段階だからといって患者さんに利益があるかどうかはわからないのですけど。

佐藤　ほめられたことではないけれども、患者さんを選ぶのはやってはいけないことではないと思います。

　自分の患者さんには少しでも効きそうなことをやりたい、というのは人情だと思います。

國頭　私は多少なりともこの道の専門家だから、それに適した患者さんを選んでいるという言い訳もしたいところなのですが（笑）。

佐藤　第Ⅰ相試験は、様々な背景を持った患者さんを対象にして実施しま

第1部｜情報開示の諸問題

すので、それは了解されていると思います。

國頭　そもそも、3人に投与して副作用が出なければ増量して、というアバウトなやり方なので、科学的にどうの、という話ではないですね。

■ 患者さんへの情報は、何をどこまで提供すべきか

國頭　患者さんへの情報提供ということでお聞きしたいのは、臨床試験の実施も含めて、どこまで伝えなくてはいけないか、ということです。たとえば、役に立ちそうもないような治療とか、日本のどこかでやっている臨床試験の情報とか、全部教えてほしいと言う患者さんがいます。

佐藤　日常診療での治療の選択肢については、医師として「これは役に立ちそうもないし自分は勧められない」というものは伝える必要はないと思います。一般論で言うと「普通の患者さんが知りたいと思う範囲の情報」を伝えていただければよいと思います。効果がありそうだけど、先端的で、限られた病院でしかやっていない治療まで言うかどうかは難しいですが。

國頭　臨床試験も、自分の施設でやっているものであればお話ししますが、抗癌剤の第Ⅰ相試験とか、限られた専門病院でしかやっていないものまでお話ししないといけないのでしょうか。

佐藤　難治性の癌で、手立てがほとんどない患者さんの場合は、第Ⅰ相試験の情報とか、日本では市販されていないけれど海外では市販されている新薬の状況とか、何でもいいから教えてほしいと思う方はいるでしょうね。

　しかし、肺癌の医師だからといって、日本で実施している臨床試験のすべてが頭に入っている人はいないと思いますので、それらすべてを伝える義務まではないと思います。しかし、患者さんの身になってみれば、どこでどんな臨床試験をやっているか知りたいですから、アメリカのようにインターネットのサイトで簡単に調べられるシステムがあるといいですね。

　いずれにしても、一番大事なのは、医師が患者さんの気持ちを汲ん

で、それにあった情報を提供することだと思います。

國頭 ですから、たとえば、京都大学で何かやっている、神戸大学で何かやっている。それはそれなりに何か根拠がある、といった自分の取捨選択した情報を伝えるぐらいはしてもよいということですね。

佐藤 エビデンスがなくてナンセンスな治療や、外国の限られた施設でしかやっていないような治療は伝える必要はないと思います。

文献
1) Hyman DM, Eaton AA, Gounder MM, et al. Nomogram to Predict Cycle-One Serious Drug-Related Toxicity in Phase I Oncology Trials. J Clin Oncol. 2014; 32: 519-26.

5 よその試験の結果

「どうですか,具合は」
「あ,先生,おはようございます。おかげさまで。新薬を使うということでちょっと緊張してましたけど,無事に点滴も終わって,何事もなかったので,ほっとしています。これで効果が出てくれればいいんですけど。効きますよね,きっと。何か,先週より気のせいか身体も軽くなったような感じがしますし。このままなんともなければ,再来週からまた点滴なんですよね」
「ええ,その予定だったんですけど,ちょっとそのことでお話ししなければいけないことがあって…」
　患者は,何事かと怪訝な顔をする。
「どうしたんですか。この薬の効果は出なかった,とか。でもまだCTもなにも撮ってないですよね」
　この患者に対して,「あなたに」無効だった,と言えるのならそちらの方がよほど楽だったろう。それなら患者自身も諦めがつく。いずれにしても「治療終了」なのではあるが,患者の問題ではないというのが辛いところである。
「ええ,第一まだ,1コース目を始めたばかりなので,効果が出るにしても出ないにしてもまだ分かりません。あなたに効果がどうだった,ということではないのですが,実はこの薬の開発が中止になってしまって,継続することができなくなりました」
「え？　それはどういうことですか？」
　こういうことである。この治験薬は,日本ではphase Ⅱが行われていて,この患者もそれに登録して開始したばかりなのだが,一足先に行われていた

5. よその試験の結果

　海外のphaseⅢでnegativeという発表がされ、外資系のこの製薬メーカーの本社が開発中止の決定を下したのだ。これに伴い、世界中で行われていた試験はすべて中止となる。例外として、現在投与中で、明らかな効果が認められている患者に対しては継続可能である。ただ会社側としてももうこの薬を作るつもりもないので、そんなに多くの患者に継続投与してもムダであり、投与前とか開始直後で効果判定もまだというような症例はその「救済措置」の対象にはならない。

「だって先生、せっかく始めたばかりなのに。じゃあ私はどうなるんですか？」

「しばらく休薬期間を置いてからですが、他の抗癌剤などでの治療を検討することになるかと…」

「他の抗癌剤って、それがもう見込みがないから私はこの治験に入ったんじゃありませんか。今さら他の薬があるんだったら、あの時言ってもらわないと」

「…あまり見込みのいい治療法がない場合には、治療を差し控えて対症療法もしくは緩和ケアという方法も…」

「そういうのが嫌だ、と私は申し上げたはずです。だったらこの治験薬で頑張ってみますか、とおっしゃったのは先生じゃないですか！」

　返す言葉もない。ただメーカー担当者に当ったところで、「とにかく本社の方針ですから」の一点張りでとりつく島もない。本社の奴らは、「無効な薬を早めに中止にする」ことで、患者を無用の毒性から「救う」、つまりいいことをしてるつもりなのだろうな。

　ほうほうの体でナースステーションに引き揚げると、CRCさんがまた別の治験での難題をもちかけてきた。メーカー担当者が言うには、phaseⅠをやっているその薬剤に、海外で「未知の毒性」が出たので、そのことを患者に説明し、改めて同意文書にサインしてもらってくれとのことであると。

「それって、先週もあったよね」

「はあ、ですけど、先週のは、原因不明のgrade 3眠気で、今回のは詳細不明の突然死だそうです」

「死亡のリスクは最初に説明してあるでしょ？　だったらいいんじゃないの？」
「ですけど、詳細不明の突然死、というのは説明文書の中に入ってないそうで…」
「ダメだよ。あの患者さんはそれでなくても不安と戦いながら治療してるんじゃないか。そこへもってきて、どこかの国でわけの分からん死亡が出ましたけど続けていいですか、よかったらこちらにサインを、なんて言ったら気が狂うぜ」

　CRC さんにこれ以上苦情を言っても仕方がない。メーカー担当者に電話をかける。

「同じ治験じゃないんだろ」
「そうですが、海外での cisplatin との combination phase Ⅱ でそういう事例が出ましたので、一応サインをお願いしたいと…」
「あのさあ、ただでさえ治らない癌の闘病してる人に、よそで死人が出たけどいいですね、『一応サインを』って、そんな無神経なことはないぞ。第一、combination phase Ⅱ ってことは cisplatin のせいかも知れないんだろ。Cisplatin で死んだって驚くことはないじゃないか」
「そうですけど、なにせ詳細不明ですから、規定では再同意の対象になってしまってですね」
「どこで出たんだ、その死亡例は」
「えっと、ベラルーシですね」
「なに？　ベラルーシだと!?」

　こいつは「サインくらいいいじゃないか」とか思ってるんだろう。こういう奴がうっかり借金の保証人の書類にサインして夜逃げしたりするんだろうな。いっそのこと、こいつがそういう目に遭ってくれていれば、「書類にサインする」心理的なプレッシャーを少しでも理解できるんだろうが。

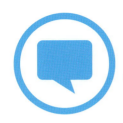

Discussion

■ 他の試験の結果をどこまで患者さんに伝えるか

國頭　「よその試験の結果をどこまで伝えるか」というのはよくある話で、たとえば日本でAという治験薬の第Ⅱ相試験をやっている途中に、海外での第Ⅲ相試験の結果が出て、Aは標準治療に勝てなかったために開発が中止になりました、よって、日本での試験も中止します、という場合です。

　これはありうることなので仕方がないのですが、すでにA薬で治療を始めていた患者さんはどうしたらいいんでしょうか。

吉村　A薬で効果が得られている患者さんでしたら、そのまま治療を続けられたらよいのですが、問題は、試験が中止されてしまった場合に同時に薬剤の提供が停止してしまうと、治療を続けたくてもできませんね。ただし、まだ治療開始したばかりの患者さんで効果もわからないという場合は、止めるという判断に至りやすいのではないでしょうか。比較試験で優越性を示せなかったという結果があるわけですから。

　ただし、企業の臨床試験の場合は、経済的な理由とか開発上の都合など、様々な背景がありますので、そのあたりも考慮すべきなのかもしれません。

國頭　効果が得られている患者さんがいたとしたら、企業は薬を供給し続ける、ということは何か決まりがあるのでしょうか。

佐藤　米国ではFDAがcompassionate useを規定していますが、日本ではないと思います。参加した患者さんの不利益にならないように、試験の最初に取り決めをしておくのがよいですね。

吉村　開発中止になってしまった場合は手立てがありませんが、たとえば、参加した患者さんには引き続き、長期投与の試験に移行してもら

> 第1部　情報開示の諸問題

うようにする、というようなこともあると思います。

國頭　臨床試験中の情報を患者さんに伝えることについてもう1つです。

　グローバルの治験をやっている時に、どこかの国で未知の毒性が出ると、日本で参加している患者さんに、そのことが書いてある文書を見せて再同意をもらわなくてはいけないことになっています。つまり、「あなたの使っている治験薬の試験で、ロシアで死者が出ました。原因はわかりません。それでも治験を続ける場合は、署名してください」と言わないといけないんです。

　そもそも治験の場合は、試験の同意をもらう時に、未知の副作用が出る可能性がある、という話はしていますから、患者さんの再同意をもらってくださいと企業の人に言われても私はだいたいお断りするのですけど、これは本当に必要なんでしょうか。

佐藤　再同意の署名をいただかなくてはいけないかどうかは別として、薬や臨床試験を続けるかどうかに影響するような重篤な副作用の情報は、患者さんにお伝えする必要があるとは思います。

　ただ、患者さんへの情報提供は、何をどこまで伝えるか、何の目的で伝えるかという本質的な部分を考える必要があります。たとえばリスクを伝える理由は、患者さん自身がリスクを受け入れるかどうかを考えてもらうため、もう1つは、実際に副作用が出た場合に対処してもらうためです。ですので、これらに関係しない情報は、もらっても使いようがないので不必要です。

　患者さんに情報提供する目的は、患者さんのQOLがよくなるとか、患者さんがよりよい選択をできるようになる、ということですので、提供した情報自体が患者さんの利益にならなければ伝える意味がないのです。

　同じ薬を使っている人が死亡したという場合も、心臓血管系の影響があるようなので検査をするとか、前駆症状があるので気をつけてほしいとか、そのようなことがあるなら伝える価値がありますが、「ロシアで死亡者が出た、原因はわからない」では、何の意味もないですね。ですから、意味のない情報を提示して署名を求めるというのは、

試験実施側の保身にしかなっていないように思います。

國頭　あれは結局「死んでも文句言わないですね」ということですよね。

佐藤　「未知の重篤な副作用が出るかもしれない」ということは、最初に説明して同意をいただいていますし、「どこかの国で原因不明の死亡が出た」という情報だけを伝えられて、試験をやめるという人はいないですよね。

■ 並行する試験でネガティブな結果が出たら

國頭　医療者は、死亡者が出たというのは知っておくべきだと思いますが。患者さんへの情報で、もう1つ別の話です。日本で第Ⅱ相試験や第Ⅲ相試験をやっていて、海外でも同じような第Ⅲ相試験をやっていてそちらでネガティブな結果が出た時にどうするかです。

　　　第Ⅲ相試験でネガティブな結果が出たわけですから、普通に考えれば、よほどのことがない限りは止めるべきだと私は思っているのですが、日本の研究グループは、途中までやったのだから最後まで完遂したいと言われることがよくあります。

　　　これは研究のための研究というか、自分たちのための研究であるということを言っているようなものですよね。特段の理由があれば別ですが、続ける意味があるとは思えないことがほとんどです。

佐藤　大規模な第Ⅲ相試験でネガティブであれば、結論は同じになるでしょうね。

吉村　たとえば、予定登録数が150人だったとして、今130人の患者さんに参加していただいていて、あと20人で完遂する、というようにゴールが間近な段階だったら、最後までやりたいですよね。

國頭　しかし、その先の結論は分かっているわけです。

吉村　ですから、続けるのであれば、たとえば、欧米人と日本人では何か違って、結果が異なるだろうと思われるというような根拠が必要ですね。

佐藤　欧米人での結果はあるけれども、東洋人での結果がないから同じ研究をやるという話を聞きますが、たとえば代謝酵素が違うとか、遺伝

的な何かが違うとか、根拠があるなら別ですが、どうなんでしょうか。

國頭 人種差のようなものは、多くは毒性で問題になることが多いですね。ある薬を、欧米人が飲むと胃が痛くなる人が多いが、日本人は大丈夫、とかです。毒性の違いなどで投与量も変わってくることもありますが。

　Gefitinibの例ですと、毒性の出方は人種で違いますが、効果はEGFRの変異によりますので、人種差は関係なかったですね。当初はよく分かっていませんでしたが。

佐藤 日本人や東洋人で、用量や副作用の出方が違うかもしれないということがあれば臨床試験を続行する意味はあると思いますが、それ以外でしたら、考えにくいですね。続行する場合は、参加している患者さんに、海外の試験ではネガティブな結果であったことや、日本では続行する理由をお知らせして、試験を続けるかどうかの意思を確かめる必要がありますね。

吉村 試験実施側は、効果安全性評価委員会などで、試験続行に意味があるかどうかを客観的に検討し、その結果に基づいて判断することも選択肢としてあると思います。

佐藤 続行するにせよ、中止するにせよ、患者さんにはしっかり説明して、納得していただかないといけないですね。

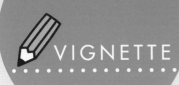

6 最終結果の公表と開示

　202X年。臨床試験の結果を参加者に無条件で開示することが義務づけられ、なおかつ説明文書への明記が必須となったのはいつだったか。あの時にはまさかこんな目に遭うとは思わなかった。

　私も研究者として参加していた、肺癌の術後治療のランダム化試験の結果がまとまった。それまでの標準治療A群に比べ、新しい治療B群の方が有意に上回っていた。毒性も懸念されたほどではなく、めでたくpositive trialである。標準治療は変わる。医療は進歩した。また、セコい話であるが、私もかなりの症例数を登録したので、論文に共著者として名前を載せてもらえるようだ。うまくすればどこかの海外学会発表もやらせてもらえるかも知れない。ここまではめでたいのだが、ここから先が気が重い。

　私は入院中の患者のベッドサイドに行く。この患者は、この試験の最後の方に登録され、A群で治療されたのだが、再発してしまった。その後、いろいろ治療を行い、何とか術後5年ちょっと保ったのだが、いよいよの時期になっている。だけど試験の結果が出るまで「保っちゃった」から、結果を伝えなければならない。何せそれは「無条件でやらねばならない」研究者の義務なのだ。

「お加減はいかがですか」

「はあ、まあ今日は何とか少しは…」

「それはなによりです。それで、ちょっとお話があるのですが、Cさんが手術されたのは、5年半ほど前でしたよね」

「そうでしたかね」

「それで、その後、術後に化学療法をやりましたよね。残念ながら、再発を

防げませんでしたが」
「ああ、そうでしたね。だけどあの治療も辛かったなあ」
　そう言われるとこちらも胸が痛む。
「それであの時、治療法については2つやり方がある、それを試験に参加という形で決めさせてもらえないかというお話をしました」
「はあ」
　患者は、今さら自分に何の関係があるのかという顔をしている。私はそこから先、患者の目を見て話せなかったかも知れない。
　試験の結果が出て、患者が割り付けられた方でなかった治療群の成績がよかった、PFSもOSも、5年でおよそ10％の改善があった、ということを、私は一息に言った。目を上げると、患者はまだ怪訝な顔をしていたが、わきの家族が先に意味するところを悟ったらしく、顔色が変わっている。
「つまり、あの時、新しい治療だと先生がおっしゃった、Bでやっていれば、こうならずに済んだかも知れない、ということですか」
「そうだった可能性が10％高かったということで…、ただ個々の患者さんにとってのことでなく、あくまで全体に対する可能性として、ですが」
「あの時、私たちは、できれば新しい治療法でやってほしいと、先生にお願いしましたよね。だけど先生は、新しい治療はまた副作用も強いかも知れないからと」
「はあ。ですが結局、副作用は心配したほどではなくて、効果が上回ったという結果に…あくまでも結果論で、その時は予想できなかったのですが」
　私はどうにも歯切れが悪くなる。
　黙っていた患者が口を開いた。
「先生、実は予想できてたんじゃないですか？」
「いえ、そんなことは決して…」
「だけどあの時、この試験にはもう900人くらいの患者さんが参加している、あと少しだとかおっしゃってましたよね」
「はあ」
「だったら、その900人の患者さんのデータから、ある程度の見当はつけ

6. 最終結果の公表と開示

られていたのではないですか？」
「そんなことはありません。データはあったかも知れませんがまだ決定的なものではなく、そういうのは我々には知らされない、という決まりですし」
「じゃあ何で、今頃になって、お父さんにそんなことを言わないといけないのですか？」娘が涙目になって私に迫る。
「決定的でなくても、あの時にデータを教えてくれたら、私たちが治療を決めるのに役立ったんじゃないですか。今になって、今さらどうしようもなくなってから、あの時の治療は間違ってましたなんて言われたって…」
「いえ、間違っていたとかそういう話ではなくて、ですね…」
「もう結構です」患者がうんざりしたように言った。
「先生、お世話になりましたが、担当を代わっていただけませんか？」
　まさかの申し出に私は息をのむ。そんなことが…
「先生は、医者としての立場よりも、私を研究対象として、つまりモルモットとしてしか見ていない」
「そんなことはない。あの時、本当にどっちで治療したらよいのか、私には分からなかったから…」
「いえ、あの時の話をしてるのではありません。私も思い出しました。紙にサインする時、試験の結果が出たら私にも伝える、という話は確かにあったようです。だけど先生、今、私がそれを知っても、どうにもならない、ということは、先生だってお分かりでしょう？」
「それはもちろん」
「それなのに今、先生は、私がこれを聞かされてどういう気分になるか、よりも、その試験で規定されている研究者の義務を果たすことを優先しておられる。モルモットとして見ている、というのが悪ければ、規則を優先する小役人のようだ、と言えばいいですかね？　私ももう長くないのでしょうが、お医者さんに診てほしい。役人に診られるなんて、真っ平です」

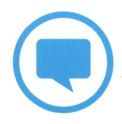

Discussion

■ 試験の最終結果は患者に知らせなくてはならないか

國頭　第1部の最後は、最終結果を伝えるかどうかの問題です。たとえば、術後の再発予防を目的とした治療法AとBを比較する比較試験を実施したとして、A治療の方が再発予防の効果が高かったという結果が出たとしましょう。

　　　そして、B治療を受けた患者さんが治療開始後まもなく再発して、数年後に試験の結果が出た時には進行期の状態で入院していたとします。その患者さんの耳元で、「あなたが受けた治療じゃない方、A治療の方が再発予防の効果が高かったので、あなたがA治療を受けていたら、何かが違ったかもしれない」と言わなくちゃいけないのか、ということです。

佐藤　臨床試験の結果を伝えるかどうか、道義的にという意味では、伝えるべきなのかなと思います。今は、ヘルシンキ宣言などにも「対象者に結果を伝えるように」と書かれています。

國頭　そうすると、第Ⅲ相比較試験で、成績がよくなかった方の治療にあたった人には、言いにくいですね。その人がお元気ならよいですが、先ほどの例のように再発しているという場合など、難しいです。

　　　誰がどのようにして伝えるか、ホームページでこっそり開示すればよいのか、どうなんでしょうか。

佐藤　臨床試験の結果を誰がどのように伝えたらよいかという研究の報告はかなりあります。乳癌などの試験では、治療が終わって患者さんが病院受診をしていない場合もありますので、郵便やメールでお知らせするということが多いようです。糖尿病の患者さんなどは、ずっと受診しますので、医療者が直接お伝えすることも可能ですね。

　　　しかし、この事例の場合は、どのような方法であっても伝えがたい

6. 最終結果の公表と開示

ですね。私も実際に乳癌の術後療法の比較試験の結果をまとめて患者さんに郵送して、意見を聴取することをしました。2つの治療法の再発予防の効果は同等という結果でしたので、お伝えしやすかったのです。

國頭　結果が同等ではなくて、A治療とB治療で比較したら、B治療の方が再発予防の効果が10％高かったという結果だったら、どうお伝えしたらよいですか。

佐藤　たとえば、何もしなかったら50％の人が再発する集団について、A治療とB治療を100人ずつに割り付けて比較したら、再発した人はA治療群で30人、B治療群で20人だった、ということですね。

　これは、患者さん100人の集団として治療をやってみた後の話であって、1人1人の患者さんについて、誰が再発する人で、治療で再発が抑えられる人なのか、治療を受けても再発する人かは、分かりようがないわけですね。再発した人の数はB治療で10人、割合で10％少ないのですが、患者さん1人1人がどうなるかは予測も予言もできないわけです。「A治療を受けて再発した人がB治療を受けていたら少し再発の可能性が少なかった」という言い方は当たってますか。

吉村　集団同士で比べた時に、B治療群の方が再発が少なかったということは確かだと思います。ただし個人差を考えると、臨床試験のデータからは、A治療を受けた患者さんがB治療を受けていたら再発しなかったかについては分からないと思います。でも、自分が受けた治療が、劣っている方だったという結果は、患者さんにとってはいい情報ではないのは確かですね。「A治療を受けて損した、私はB治療を受けたかったのに」と思われるでしょう。

佐藤　そうではないということを理解できるように説明しなければいけないですね。

國頭　必死に説明しても、かなり難しいですね。「その差を見るために臨床試験をしたのだろう」と言われたら、そうですと答えるしかないですし。

吉村　説明も難しいですが、私個人としては、このような事例の場合に「自分の受けた治療が劣っていた」という結果は知らされたくないような気がします。でも試験に参加する際に「結果が出たら知りたいですか」と聞かれたら、自ら試験に参加するほど試験自体に意義を感じたのであれば当然「知りたい」と答えそうでもありますし、難しいですね。

佐藤　乳癌の試験に参加した患者さんに、「あなたの受けた治療法の成績がよくなかった」という結果でも知らせてほしいですか、と質問紙でたずねたところ、「知りたくない」と答えたのは50人の回答者のうち2人でした。あとの人は、「それでも知りたい」と回答しました。

國頭　その臨床試験が始まる時には、「結果が出たら知りたいですか」とたずねたのですか。

佐藤　いいえ、たずねていません。治療群に差がなかったということもあり、いきなり郵送でお伝えしました。大多数の人が、「結果がよくなくても知りたい」というのは、米国の報告でも同じです。

　ただし、先ほどの事例の場合、患者さんが亡くなろうとしている時に、「先頃、試験の結果が出て、あなたの受けた治療の成績はよくなかった」と伝えるのは、患者さんの利益になっておりませんので、やめておいた方がよいと思います。

國頭　少し想像してみれば明らかですけど、指針などで「結果を患者に伝えること」などと書かれると、この事例のように「何が何でも伝えなければならない」のような笑えない話になるんです。

佐藤　癌告知の議論の時と同じですが、情報がその人の利益になるかどうかはケースバイケースで、患者さん本人を見ないとわからないですよね。杓子定規にやることではないと思います。

■ **試験の結果を公表できない場合**

國頭　臨床試験の結果は公表しなければいけないのですが、実際には論文として公表されていない研究がたくさんあります[1]。論文にしたのだけれど、どこの雑誌も採択してくれないという理由が一番多かったと

6. 最終結果の公表と開示

のことですが（笑）。

佐藤 今、ネガティブな結果を載せてくれるところがありますし、デザインがしっかりしていれば、載せてもらえることも多いですよね。

國頭 問題は、試験の質が高くないために、どこも載せてくれないことです。データが古すぎる、たとえば10年以上前に追跡も終了している試験について論文にしても、なかなか載せてもらえません。

吉村 臨床試験登録制度が普及し、試験結果の公表も奨励されてきていますね。たとえばわが国の UMIN Clinical Trials Registry（UMIN-CTR；http://www.umin.ac.jp/ctr/index-j.htm）でも、試験結果の公開状況を提示することが可能でありますし、結果が掲載されたURLをリンクすることもできます。結果の公開先の種類は論文でも、学会発表でも、ホームページへの掲載でも問わないということになっています。

國頭 ですけれど、ピアレビューの雑誌掲載でなければ、公表された内容はレビューを受けていないまま出されていることになりますね。

佐藤 雑誌が採択してくれないというのは、デザインもよくなくて、載せる価値がないと思われるからでしょうね。

國頭 デザインはよくても、100人集めなくてはいけない試験で、いろいろな理由で20人しか登録できなかった、というような場合があります。検出力不足で、掲載する価値はないと判断されますね。患者数が少ないために、とんでもなくいい結果が出たりすることもあるでしょうけど。

吉村 論文というのは、そもそも情報公開を主目的としてやっているわけではないですよね。試験自体に科学的な価値がなくてはいけないですし、得られた結果自体にも意義がある必要があります。登録患者数が少なすぎて終わってしまったものは、結果がよかろうと悪かろうと、そこから言えることは非常に限定されてしまい、価値が低いものとみなされるということだと思います。また、そもそもの試験計画が悪いものも同様に、価値が低いということになるかと思います。

國頭 試験は、よい計画をたてても、患者さんが集まらない、ということ

もありますが。

佐藤　そうですね。しかし、結局患者さんが集まらなくて試験も中止、公表もされないというのでは、その試験に参加してくださった患者さんの厚情も損なうことになってしまって残念です。試験を計画する時は、海外での状況や実現可能性も含めて考えないといけないですね。

■ 説明文書にどこまで載せるべきか

國頭　患者さんへの情報提供に関連して、あと2つお聞きします。

1つが、説明文書に、余命の数値、たとえば生存期間の中央値（median survival time：MST）を載せるのかどうかということです。術後の再発予防の治療で、5年生存率70%とかでしたらまあ言いやすいですけど、進行期の肺癌でMSTが11か月なんていうのは、言いにくい、というより、言えないです。それを「説明文書に書かなくてはいけない」とするグループもあって、どうなんだろうと思うのですが。

吉村　そのような議論があることは知っています。本来、余命などは、患者と医師が話をしている中で伝えられるものだと思います。目の前の患者さんに「あとどれくらいなんですか？」と聞かれたら、可能な範囲で説明する必要性が生じるかと思います。ただし、その時も、1人1人について正確な余命は分かりませんから、そのような不確実性も可能な限り一緒に伝えるべきではないでしょうか。

私自身が患者だったとしたら、その不確実性の大きさからあえて知りたくないとも思うかもしれません。個人的には、説明文書のような、説明の補助資料に一律に載せるような情報でないように思っています。

國頭　MSTは、臨床試験とかから得られるデータなので、実地臨床で予測に使うには、それ自体は極めて不確かなものなんですよね。しかし、患者さんに「あなたのMSTは11か月です」と言ったら、それは死刑宣告なんです。MSTが11か月ということは、半分の人が11か月以上、もう半分の人が11か月以下生きるという意味ですが、一

生懸命説明しても、理解してもらえないです。1人の患者の余命が11か月であると思われてしまいます。

　さらに困るのは、説明文書しか見ない人、たとえばご家族とかがいますよね。それらの人にはこちらが説明もできないので、誤解されるだけなんです。

佐藤　余命を伝える時は、「短めに言う」というのがコツと聞いたことがあります。それ以上に長生きした時は「名医だ」と言ってもらえるからですかね。それはともかく、MSTを説明するのも難しいですし、一般の人が正しく理解するのはさらに難しいでしょう。しかし、そもそも「あとどれくらいか」というのは、臨床試験や治療法を決めるのに必須の情報なんでしょうか。

國頭　「New England Journal of Medicine」に出た論文で、患者さんはみんな「治るつもり」で臨床試験に参加している、という報告がありました[2]。治癒が見込めない患者さんが「治るつもり」で臨床試験に期待して参加する、というのでは困ります。患者をだましていることになる。

佐藤　ですから、患者さんに必要なのは、「何か月」とかいうことではなくて、「今のあなたの状態では、治癒するということは難しい」ということを理解していただくことのように思います。「治癒は見込めないけれど、薬をやってみて、それが効けば、生活できる時間が長くなるかもしれない」ということと、「その時間は、数年とか年単位ではなくて、数か月くらいだ」ということが分かれば、治療をやるかどうか決められると思います。

　「治療をしなければ6か月で、抗癌剤をやればそれが3か月延びる」みたいなことはわざわざ言うことはないと思います。

國頭　私もそう思うのですが、「説明文書にMSTを書け」という人からは、たとえば、「臨床試験を実施する医師の中には、患者さんに十分な説明をしない人も多くて、それは臨床試験を実施する責任者として困る、だから客観的に正しい数値であるMSTを説明文書に書いておく」という反論をされますね。「口頭で知りたい人だけに伝える」と

いうのでは、きちんと伝わらないので、それを保障するために文書に書いておく、という意味もあるのだと思います。

佐藤　私が説明文書を書く時は、「治癒は難しいが、治療によって生存が延びる可能性がある」ということを書きます。5年生存割合が何％だとかMSTが何か月、ということは書かないです。

國頭　A治療とB治療の比較試験で、MSTはA治療では9か月、B治療では11か月、というのは、集団として見た時に、このような差がある可能性がある、ということですね。

佐藤　そうです。患者さんは、自分の余命と誤解されるでしょうし、そのような情報自体知りたくないという人もいるでしょう。いずれにせよ、余命のような情報を紙っぺらが言うことではないですし、紙っぺらに言われたくないです。

國頭　そのようなものを紙に書いて渡しておかなくてはいけないということ自体、相互不信が蔓延しているということでしょうか。なんだか嫌な状態になりつつありますね。

佐藤　患者さんへの説明をきちんとしない医師やできない医師がいるから、説明文書にその補助をさせる、という考え方自体が本末転倒のように思います。患者さんにきちんと説明できない医師に臨床試験を担当させないでください、とお願いしたいです。

國頭　ある癌の専門病院の対応に腹を立てて私の病院に転院してきた患者さんがいて、内容を聞いてみたところ、「研修医が、すべての情報を、非常に厳しい内容の説明をして、家族の方がキレてしまった。脇にいたスタッフに、"何でこんなことを言われなくてはいけないのだ"と言ったら、スタッフが"教育も必要ですから"と言った」そうなんですね。そりゃ怒りたくなりますね。

佐藤　教育は必要ですが、だからと言ってそれで患者さんを傷つけていいわけではないですし、予後だろうが何だろうが配慮もなく並べ立てたら、死刑宣告を受けたと感じる人もいるでしょう。その患者さんは「この医師は、私の苦しみをわかろうともしない」と感じたでしょうし、そういう人に身体をあずけるのは無理だし、いくら実力がある医

6. 最終結果の公表と開示

師だと思っても信頼できるはずがないですね。

國頭　研修医は、悪気があるわけではなくて「患者さんの情報だから、全部知らせなくてはいけない」と思ったんでしょう。もしかしたら後で「隠したな」とか責められるのを恐れているのでしょうか。ですが、配慮なしで何でも伝えれば、一番大事なものを失う可能性がありますね。

佐藤　そのことはみなさんに知ってほしいですし、誰のため、何のために情報を提供するのかを考えてほしいです。医師や試験実施側の保身しか頭にないのでは、患者さんにとっては迷惑にしかなりません。ヘルシンキ宣言などには、臨床試験を実施する人は資格のある人でなくてはならないということが規定されています。臨床試験を実施する資格というのは、医療技術だけでなく、きちんと説明して同意をいただくというスキルがある、というのも入っていると思います。

國頭　それはどうしたらよいでしょうか。

佐藤　教育するしかないでしょう。

吉村　臨床試験に関する倫理指針（人を対象とする医学系研究に関する倫理指針）にも、教育のことが書かれていて、教育ができている、なされているという前提になっていますが、倫理指針に書かれた後でもあまり状況は変わっていないようにも思います。

國頭　何をどうやって教育すればよいかが、よくわからないですね。

佐藤　臨床試験を実施する人もですが、倫理審査委員会の委員も、本当の意味で審査ができる人というのは少ないですね。何をもって臨床試験を実施できる資格がある人か、審査ができる人かを認定するのかは難しいですし、その前に、臨床試験の方法論を教育できる人が非常に限られているのが問題だと思います。でも、これを地道にやっていかないと、臨床試験のレベルは上がらないように思います。

■「患者様」？

國頭　ついでに「患者様」という言葉についてもお話しさせてください。京都大学では「患者様」は止めたとお聞きしましたが、私はここ何年

来、「患者様」を止めるように戦っています。でも、使っている病院は多いようで、みなさん抵抗がないのでしょうか。

佐藤　私も「患者様 撲滅運動」をやっております。

國頭　最近は「被検者様」という言葉もあるそうですよ。なんだかビジネスみたいですね。

　この話をしていたら、ある先生が「おまえは古い。ある病院では、『病客様』と言うんだ」と言われ、驚きました。病客という言葉自体があるのかと思ったら、確かにあるようです。野球の試合を観るのは観客で、電車に乗るのは乗客で、病気になるのは病客、のようです。

佐藤　病客という言葉があるのが驚きです。患者は客ではないですね。医師と患者の関係は、「医師は条件なしで患者の面倒を診なくてはいけない」という関係ですので、たとえば「患者は客」と思ったら、医療が成り立たないように思います。

國頭　私も、医療が成り立たないというか、医療とはもう別の世界、「商売」になってしまうのではないかと思います。商売の要素があるのは否定しませんが、医師と患者の関係が「対価をもらってそれに見合ったサービスを提供すればよい」というのであれば、医療とは別の仕事になってしまうように思います。とある有名大学の病院でも「患者様」を徹底するようにと指導しているゲシュタポみたいな部署があると聞きましたけど。

佐藤　私も、講義で「患者様は使うな」と言うと、「患者様と言って何が悪い」と抵抗されることが結構あります。ですので、エビデンスがないかなと探したところ、国語学者の金田一春彦先生のご著書に、「患者様」は変な言葉である、という説明がありました[3]。

　金田一先生が言うには、「患者」という言葉は、それ自体がよくない意味を持つ言葉なんだそうです。たとえば、囚人とか被害者とかです。ですので、それに「様」をつけたところで敬意を表したことにはならないそうです。「囚人様」とか「被害者様」がおかしいのと同じで、「患者様」もおかしいそうです。

　金田一先生は、「患者様」も「患者さん」も使わなくて済むところ

は使わない、たとえば「ご来院のみなさまへ」のような感じにした方がよいのでは、と提案されています。

「患者様」呼ばわりされて喜ぶ人は、あまりいないと思いますしね。

國頭　「患者様」から「患者さん」になって、怒りだす人もいませんよね。

佐藤　「患者様」のきっかけは、製薬会社のどなたかが講演で、「これからは患者様とお呼びしましょう」と言ったと聞いたことがあります。一昔前は「お医者様が診てやる」のような雰囲気があった、という反省があるのはよいとしても、だから「患者様」を使いましょう、というのはどうかと思いますね。

國頭　私が聞いたところでは、2000年ぐらいに、厚生省の通達かなにかで「患者さんの呼称は『様』とすべし」という文言があったようです。これは、「患者様」という言葉を使いなさいということではなく、患者さんを呼ぶ時に名前に様をつけましょう、ということのようですね。

佐藤　それも別に必要ないでしょう。緊急の時に、「佐藤様、大丈夫でございますか」って、変ですよね。

吉村　「病気になってくださりありがとうございます。また当院への御来院誠にありがとうございます。次回も御愛顧のほど何卒お願い致します」みたいで妙ですね。

佐藤　医療者が患者さんに敬意をもつというのはよいと思いますし、医療者は知識や技術をもつ専門家として認知してもらわなければいけないですね。しかし、医療は他のサービスとは違って、患者さんの身体を切ったり張ったりする侵襲を伴う行為をしますので、本質的な信頼がないと成り立たないです。お医者様とか患者様というような距離のある関係では難しいように思います。医療者も患者も、人間としては同等ですし、医療者だって病気になるわけですから、隣人として付き合うというのが一番自然だと思います。

國頭　相互に敬意をもちながら、水平な関係ということですね。患者さんの多くもそれを望んでいると思います。

文献

1) Tam VC, Hotte SJ. Consistency of phase III clinical trial abstracts presented at an annual meeting of the American Society of Clinical Oncology compared with their subsequent full-text publications. J Clin Oncol. 2008; 26: 2205-11.
2) Weeks JC, Catalano PJ, Cronin A, et al. Patients' expectations about effects of chemotherapy for advanced cancer. N Engl J Med. 2012; 367: 1616-25.
3) 金田一春彦. 日本語を反省してみませんか. 角川 one テーマ 21. 東京: 角川書店; 2002.

第 **2** 部

試験デザインの妥当性

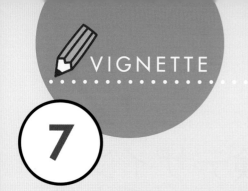

7 病院の方針

　本質的な比較試験ほど、患者の同意は得られにくいと指摘されている。「本質的な」とは、たとえばある病態に手術をするのが本当によいことか？ というような clinical question に答えようというものである。患者にとって、「手術をするかしないか」、を、自分が選ぶのでなく、主治医が「医学的に」判断するのでなく、籤引きで決める、などという「方針」はほとんど目が点になるような代物であろう。

研究事務局（以下、**局**）「ということで、わがグループが最優先の課題としていた、Ⅱ-Ⅲ期食道癌に対する化学放射線療法と外科手術の比較試験は、症例登録があまりに悪いため、中止となりました」

グループ代表（以下、**代**）「どのくらい？」

局「えっと、2年で5例、ですかね、登録されたのは」

代「それじゃあしょうがないな。というより、よく2年頑張ったね」

局「はあ、そのうち同意が取れるようになるんじゃないかと期待していたのですが、やはりダメでした。症例そのものはそれなりにあったようですが、やはりランダム化の同意が取れない、という意見が各施設から上がっていまして」

　「そんなの、最初から分かってたことだろう？」フロアから皮肉っぽい声が上がった。浪速大学の東教授か。最近、グループ内で冷遇されているんで僻んでいるようだ。

東「そもそも、こういうデザインで個別に同意を取るなんてことができるはずがない、と私は2年前にも指摘していたはずだ」

代「先生、しかしながらこれは非常に重要なテーマでしてね、先生方の世代

が推し進めてこられた、従来の、手術優先の方針が果たして本当に正しいのかどうか、ということを検証すべく…」

東「そんなことは分かっている」

旧世代の代表みたいな言われ方をして、東先生むっとしたようだ。

東「私は、これを可能にするデザインを提唱したい」

ちょっと意外な提案に、会場の目は東教授に集まった。

東「個々の患者をランダム化するのでなく、施設をランダム化するのだ。選択規準を満たす症例に対してはA病院とB病院はこの研究の間、chemo-radiotherapy（CRT）のみを行う方針とする、C病院とD病院は手術をする、という風に。ランダム化であるから手術の技量その他は全体として不均等が出ないとは思うが、心配なら、期限を区切って、2年なり3年なり、一定の期間の後は、今度はAとBが手術、CとDでCRTとすればよい。患者からは、この方針について…それはもちろん臨床試験であることを明示した上だが…同意をとればよい。我々は、今の期間は手術をせず、CRTをする方針としてるのだ、ということについてな」

局「もしそれで、患者が参加を断ったら？ Off-protocolで手術をするんですか？」

東「それでは今までの試験と同じことだ。我々の施設では、しない。よそに紹介する。紹介の時期が遅れないようにするためには、初診の段階で、もしそういう病態なら、我々はこういう方針である、と伝えておいた方がよいだろうな」

「しかし、どこに紹介するのですか？」声が上がった。東教授が振り向くと、なんと自分の部下である財前准教授である。身内からの反乱に、東教授は嫌な顔をする。

東「手術をする病院は、いくらもある」

財前「ですが、食道癌治療の主だった診療施設は、このグループに属しています。患者の意に反して、レベルの低いところに送るわけにはいきませんから、グループ内での紹介になりますね」

東「それはそれで仕方がない。この場合、ランダム化の同意が得られていな

いのだから、手術をやる施設で、off-protocolで手術をしてもらえばいいだけだ」

財前「そうは言っても、患者がその経緯をきちんと伝えてくれればいいのですが、普通の患者としてその紹介先に行ったら、ランダム化を断ったのか、たまたま手術をする病院に行ったのか、は分かりませんよね？　それに、そういうことの情報があらかじめあれば、患者の方で選んで手術の病院に行ったり、CRTの病院に行ったりすることになるでしょう？」

東教授は不機嫌な顔で黙ってしまった。

財前「それにですね、研究は数年にわたって続けられるのですから、その間、医者の異動もありますよね。たとえば私が、やはり手術をしたいと考え、浪速大学がCRTの方針とした3年間、手術をする施設になった近畿がんセンターに移って手術をする。そして3年経って、大学が手術の施設になった時にまた戻ると。そうなると、ちょっと言いづらいのですが、最も技量に優れた財前が、ずっと手術の側になっているというバイアスがかかって…」

東教授は思わず大声を上げた。「黙りたまえ！　君は何様のつもりだ。それに3年経って大学に戻ってくるなどと、そんなことが君の思い通りに容易くできるはずがない！」

財前准教授はにやりと笑って言い放った。「先生、3年後には先生は定年退官です。そうすると、私が教授で戻ってくる、ということは、そんなに難しいことなんでしょうかねえ？」

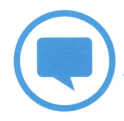

Discussion

■ クラスターランダム化と患者さんの自己決定権

國頭 このスキットにあるように、ちょっと前に、食道癌に対して手術と化学放射線療法のどちらがよいかを調べる比較試験が行われようとされました。

患者さんは、手術か化学放射線療法のどちらかがランダムに割り付けられるのですが、同意してくださる人が少なくて、試験は成り立ちませんでした。このような比較試験は、そもそもやる意味があるかという疑問も多少ありますが、それはそれとして、治療法があまりにも違い過ぎますから、患者さんに「手術と化学放射線療法のどちらかがランダムにあたります」と説明して、同意をもらうのは難しいですね。その解決のためクラスターランダム化という方法を使って、手術と化学放射線療法を病院単位でランダムに割り付けるやり方はどうかというのがこのスキットのテーマです。

具体的には、手術を割り付けられた病院では「当院では、食道癌は手術をしています」とか、化学放射線療法を割り付けられた病院では「うちの病院では化学放射線療法をしています」ということになります。

吉村 クラスターランダム化は、介入の混入（contamination）が強く予想されるような状況で、これを防ぐ目的で採用されることがあります。たとえば、ある学校で学生に医学知識の教育をするのに、ただ冊子を渡す方法と、それに加えて講義をする方法のどちらが有効かを評価する時に、1クラス内の学生にどちらかのプログラムを割り付けて実施したとしても、学生同士が話をして講義内容を伝えてしまう可能性があります。このようなcontaminationがあると、いずれの教育方法がよいのかの評価が適切に行えなくなってしまいますので、A

クラスにはただ冊子を渡す方法、Bクラスにはそれに加えて講義をする方法、といったように集団（クラスター）単位で割り付けをした方が正しい結果を期待できます。

國頭　検診の効果を調べる試験でこの方法が使えると聞いたことがありますが。

吉村　クラスターランダム化が使われることも多いと思いますが、クラスターではなく、個人に割り付ける方が適切な状況もあると思います。

　個人で割り付けた方が、選択バイアス（selection bias）を避けやすい状況もありえます。クラスターランダム化で、A病院では手術、B病院では放射線化学療法をやっていることがあらかじめ患者さんにも分かってしまえば、患者さんは「私は化学放射線療法を受けたいのでB病院に行く」ということになりますね。クラスター割り付けにも限界があります。1つは今の例のように、選択バイアスが入りやすいということです。ランダム割り付けは、選択バイアスを除くための最良の方法ですが、その利点が生かされないことになってしまいます。また統計上の限界もあります。必要症例数が個人で割り付けるよりも一般に増えてしまいます。統計解析方法も通常の方法ではなく、クラスターランダム化を考慮した特別な方法が必要になります。たとえば生物統計家の関与はなおさら必須と思います。

國頭　患者さんの権利を毀損しないかという面はどうでしょうか。手術と化学放射線療法で、equipoiseが完全に成り立っていると仮定します。試験に参加しているA病院では、今年と来年は手術だけをします、という方針になるわけですね。患者さんが「嫌だ」と思えば、よその病院に行けばいいわけで、拒否することもできるので、これでよいようにも思うのですが。

佐藤　病院にクラスター割り付けをした場合、患者さんには、「手術と化学放射線療法があって、うちの病院では手術ということになっています」という説明をせざるをえませんので、患者さんの好みが反映されて、結局はうまくいかないように思います。クラスターランダム化は、その方法でないと介入の評価ができない時にのみ使うものだと思

います．たとえば先ほどの教育プログラムの比較や，フッ素を水道水に入れると虫歯が予防できるかというようなものです．A地区の水道水にはフッ素を入れて，B地区には入れずに虫歯の罹患を調べる，といった場合ですね．

吉村 もともと「地域を対象とした研究」をする時にどうしよう，というところから考えられた方法ですね．

佐藤 ですので，手術と化学放射線療法であまりにも内容が違い過ぎるために患者さんの同意がいただきにくいという場合は，クラスターランダム化を実施する対象にはならないように思います．

仮に，A病院では手術，B病院では化学放射線療法を割り付けたとしても，患者さんには「2つの治療がどちらも適応になりますが」ということを言わないといけないですから．

國頭 「うちの病院は手術法をお勧めすることに決まっています」というのもだめですかね（笑）．

佐藤 嘘ではないですけれども，本当ではないですね．「今のところ手術が標準的な治療ですが，化学放射線療法も実施されていて，どちらが本当によい治療かというエビデンスはない状態です」というお話になると思います．

吉村 「今，うちの病院では臨床試験をやっていて，患者さんには手術をお勧めすることになっている」と言った場合，患者さんの自己決定権が守られていないということになるのでしょうか．

佐藤 最善の治療を受けることや，自分が希望する治療を受けることは，患者の権利ですので，医療者はそれを提供する必要があります．患者さんが望まない治療を医療者が無理強いすることはできないですね．施設ごとに治療をクラスター割り付けする例では，患者さんが嫌だと思えば拒否できますし，他の病院に行くこともできますので，自己決定権が毀損されているとまでは言わないかもしれないですが．

■ ランダム化比較試験と propensity score

國頭 そうすると，こういう，手術と内科的治療のどちらがよいかを比較

する試験では、どうするのがよいでしょうか。ランダム化比較試験で前向きに調べるのは、どの領域でも難しいですね。

　手術と内科的治療それぞれでprospectiveにデータを集めて、propensity scoreを分析すれば評価できると言っている人もおられますが、この方法はどれくらい妥当性があるのでしょうか。

吉村　2つの治療法を比較するためには、ランダム割り付けで前向きに調べるランダム化比較試験が最善であるというのは揺るがないと思います。この大前提から言っても、propensity score解析があるからといって、ランダム化しなくていいという整理にはなりえません。ランダム化ができない状況での次善の策としてpropensity scoreという整理になるべきと思います。

國頭　ランダム化ができない状況での次善の策ということですね。具体的な例としてはどのようなものがありますか。

吉村　たとえば介入が患者さんに不利益を与えることが明らかに予想される場合でしょうか。喫煙と肺癌の関連を調べようと思った時に、たばこを吸っていない人を、たばこを吸うグループと吸わないグループにランダムに割り付けるというわけにはいかないですね。

國頭　だから、ランダム化割り付けの結果でなく、本人の自由意思でたばこを吸っている人と吸っていない人で、肺癌の罹患を比較するということになるわけですね。

吉村　その通りです。その時に統計的に少し高度な方法を使って検討したい場合の選択肢の1つとしてpropensity scoreを使って交絡を調整するということになるかと思います。

國頭　Propensity scoreは、たとえば男性が全員手術を受けて、女性が全員化学放射線療法を受けるなど、重なりが全くないところだと成り立たないそうですね。

吉村　成り立たないですね。

國頭　けれども、7対3で男は手術を選ぶとか、7対3で女は化学放射線療法を選ぶというような重なりがあるところだと、その補正はある程度可能ということですね。あと、もう1つの欠点が分からないバイ

7. 病院の方針

アス（もしくは交絡）です．目に見えないものも含んでいるので「バイアス」と言うのだと思いますが，分からないものは補正のしようがないですね．

吉村 Propensity score 解析がよくやられるようになった以前に汎用されたのが，多変量解析というもう少し使い慣れている方法ですが，そこでも同様に問題になります．統計的にはより精緻な方法ではあるのですが，propensity score で解析したから何でも調整できるわけではなく，やはり研究で測定されている交絡因子，つまり分かっている交絡しか調整できないという限界はあります．ランダム割り付けは，未知の交絡因子まで両群で均等になっていることが保証されているという点でも最善の方法と整理できます．

國頭 一昔前は多変量解析が流行りでしたけれども，今は propensity score がよいと言われていますね．何が変わったのですか．

吉村 Propensity score の利点は 20 年以上前から分かっていましたが，最近よく使われるようになりました．ただ，流行りすぎているかもしれませんね．結局のところ，propensity score で解析しても多変量解析で解析してもほとんど結果が矛盾しない，すなわちほとんど同じ結論に至ることを示した論文もいくつか出されています[1-3]．Propensity score は多変量解析を大きく超えるものではないと思います．

國頭 あともう 1 つ，ランダム化比較試験と，蓄積したデータを多変量解析や propensity score で比較する場合では，解析の対象数が大きく違うことについてお聞きします．

たとえば，ランダム化比較試験で A 治療を受けた 100 人と B 治療を受けた 100 人を比較した場合と，これまでに A 治療を受けた人 5000 人のデータと B 治療を受けた人 5000 人のデータを集めて多変量解析などをするのでは，どちらが質の高い結果が得られるのでしょうか．この場合でもやはり，ランダム化比較試験の方が上位なのでしょうか．

吉村 非常に難しい問題ですね．ランダム化試験の利点は，内的妥当性が

保証されているというところです。種々のバイアスなどの影響も両群に均等になり、見たいものが適切に評価できます。一方で対象者の数が多い、データが多い研究というのは、現実に即したデータを集めてきているという意味において、一般に外的妥当性が高いということになるかと思います。すなわち得られた結果を一般化できる可能性が相対的に高くなるという利点です。

　内的妥当性と外的妥当性のいずれに重きを置くかは状況に応じたものになるかと思いますが、臨床試験の主たる目的は治療法、介入を評価することです。したがって、やはり内的妥当性がより重要になることが多いと思います。ランダム化比較試験が最もよい方法ということになるかと思います。ただ、ランダム化試験に登録された患者さんは、そもそも厳格な適格規準に合致し、なおかつ試験参加に同意したという観点で少なからず偏った対象集団にあたると思います。それを2つに分けたとしても、外的妥当性の保証には必ずしもならないでしょう。ランダム化試験の結果が、現実の患者さんすべてに対してもそのままあてはまるのかと言われたら、一般化可能性の観点で言えば弱いところと考えます。

■ 大きく異なる治療法の比較

佐藤　もとに戻りますが、大きく異なる治療法を比較する試験の実際について、お伺いしてもよいでしょうか。たとえば、あるステージの食道癌に対して、手術と化学放射線療法が実施されていて、どちらの方が成績がよいかというエビデンスがない状態と仮定します。最も正確なデータを出したいと思えば、ランダム化比較試験を実施することになりますね。患者さんからの同意が得られるかどうかは別として、このような試験は必要なんでしょうか。

國頭　こういう状況の試験があった際に、放射線治療の先生に「この試験は必要ですか」と聞いたことがあるのですが、あっさりと「いらないんじゃない」という答が返ってきました（笑）。仮に手術の方が5％、10％、15％くらい生存割合がよいと思われるとしますね。しかし、

手術と化学放射線療法では、患者に対する侵襲が違いすぎますから、この状況で生存割合の十数パーセントの差というのが本当に患者に対して意味があるのか、という疑問が生じます。

　たとえば私が食道癌になったとしたら、正直に言って手術は嫌です。仮に10％長生きできる可能性が高かったとしても、手術はきついですから、それを考えると避けたいですね。

佐藤　癌の治療ですから、生存期間の延長は primary endpoint であるのは当然ですが、患者さんの QOL も入れざるをえないですね。治療の侵襲性とか、その後の生活とか、患者さんにとっては重要ですから、それを含めたところで治療の評価をする必要があるということになります。

　それを考えると、仮に手術の方が生存が5％、10％くらいよかったとしても、QOL という意味では化学放射線療法の方がずっとよかったというのであれば、その結果はきちんと出して、手術はやめていく方向に行くのかどうするのか、食道癌の医療のコミュニティとして考えなければいけないですよね。その意味では、私は、比較試験は実施する意義があると思います。

國頭　もう1つ、手術の場合は、執刀する人によって治療成績が大きく違いますよね。同じ患者さんであっても、名人である財前五郎とそれ以外の人では、雲泥の差がある可能性があります。ですので、手術と化学放射線治療の比較試験を実施する時も、手術を全部財前先生が1人でやった時と、いろいろなレベルの大勢の外科医がやる時とで、かなり違いが出るように思います。

　でも実際には、先ほどの外的妥当性の話になりますけれども、財前先生が手術をして化学放射線療法に勝ったとしても、外科医がすべてそのような手術ができるわけではないので、一般化できないということになりますね。

佐藤　手術は個人の技量の差が大きいですから、そこを標準化するのは難しいですね。アメリカなどでは、外科医1人1人の手術実績を公表しているところもあるようですが、日本では一般的ではないですね。

| 第 2 部 | 試験デザインの妥当性

國頭先生は、食道癌の 2〜3 期くらいであれば、手術は受けたくないとおっしゃいましたね。それは生存期間の成績が手術の方が多少よくても嫌だということでしょうか。

國頭　QOL を数値で示すのは難しいのですが、実際に治療を受けた患者さんを拝見していれば、違いは分かりますからね。手術と化学放射線療法の生存割合の差は、5〜15％くらいだと見込まれていて、そのエビデンスを得るためにはランダム化比較試験が必要なんですね。しかしながら仮に臨床試験が完遂して「手術の方が 7.5％よかった」というエビデンスが出たとしますね。それは医療コミュニティにとってはインパクトがありますが、患者さんにとって、その差にどれほどの意味があるのかは、また別です。

佐藤　食道癌の試験は成立しなかったとのことですが、試験を企画した当初、医療のコミュニティでは、手術と化学放射線療法が併存していることがよくないので、その決着をつけたい、ということだったのでしょうか。

吉村　治療の選択は、生存率だけでなしに、「何をよしとするか」という好みの部分も非常に大きいですよね。たとえば、食道癌根治術、とくに開胸開腹を伴う手術は侵襲が大きな術式であり、術後合併症発症率や手術関連死は現在においても、他疾患と比較しても高率ですね。

國頭　でも、手術は、うまくいけば術後の回復も含めて 1 か月弱で終わりますから、それは利点です。化学放射線療法は 2 か月くらいかかりますので。

佐藤　生存期間のエビデンスを出すのはもちろんですけど、それぞれの治療法に利点と欠点がそれほどあるとなると、はやりランダム化比較試験は必要ですね。

吉村　そこをどう考えるかですね。別の例では、幹細胞移植を伴う大量化学療法も、食道癌根治術と同様に侵襲の大きな治療法でありますが、うまくいけば長期生存が望めます。それと通常の化学療法と比較試験を実施するのは、同様に悩ましい状況と思います。

國頭　幹細胞移植の比較試験はいくつかあって、乳癌の場合は無効だった

という有名な試験があります[4, 5]。骨髄腫では幹細胞移植の方が通常の化学療法より成績がよかったようです[6]。

佐藤 　生存割合での成績だけで比べた時の結果ですよね。内容が違いすぎる治療法の比較試験でうまくいかなかった経験は、私もあります。肝臓癌で、3cm 以下が 3 個以下の小肝細胞癌では、外科では手術、内科ではラジオ波焼灼とエタノール注入という経皮的な治療を実施していました。どちらの治療がよいのかエビデンスを出そうということでランダム化比較試験を始めたのですが、患者さんの同意がいただけなくて、途中で中止になりました[7]。

國頭 　患者さんが同意してくれない理由は何だったんですか。

佐藤 　患者さんの多くは、内科的治療を希望されていたんです。実際にお声がけした患者さんにうかがったところ、がんセンターや大学病院を受診する前に、自宅近くの医師から「今は手術をしないで、針を刺してやるいい治療があるから、それを受けるように」というお話を聞かれていたのですね。そうすると、がんセンターや大学病院の医師がいくら上手に「equipoise です」と説明しても、だめなんです。患者さんは、「手術は嫌です。勘弁してください。ランダムにどちらかが当たるなんていうのは耐え難い」というお答でした。

國頭 　患者さんからしてみれば、まあ、そうでしょうね（笑）。

佐藤 　生存割合では、手術の方が小さな病巣なども目で確認できますので、成績がいいんです。そのこともきちんと説明して「総合的に見るとどちらがいいか、決着がついていないんです」とお伝えしても、患者さんは手術が嫌で、内科的治療を希望するんです。ですので、「1 例目からランダム割り付けすべし」という教えがあるように[8]、新しい治療法が登場したら、その出始めの時点で比較試験をしないと、評価の時期を失うのではというのが私の結論です。

國頭 　理論的にはそうでしょうが、難しいですね。たとえば、早期胃癌に対しては内視鏡粘膜切除術が標準治療になっていますが、手術とのランダム化比較試験はやられていません。技術が出始めた時にみんながやっていたことは、その技術を磨くことでした。そして、みんなが技

術を身につけた時はデータもたくさん蓄積して、「こんなに成績がいいのなら、もうこれでいいじゃないか。これで行こう」ということになってしまいます。

熟練が必要な治療法の場合は、ランダム化比較試験をやりながら腕を磨くというわけにもいきませんから、技術の出始めの初期のころから比較試験をするのは難しいと思います。このような場合は、治療がうまくいくだろうと思われる患者さんを選んで実施しますので、過大評価になる可能性は大きくなるという問題はありますが。

佐藤 確かに、理屈通りにはいかないですね。しかし、小肝細胞癌の場合、内科的治療は生存期間は手術に比べてそこそこですが、患者さんのQOLが断然よくて患者さんの多くがそれを希望するというのであれば、「標準的な治療は内科的治療である」というエビデンスを出す必要があるのかなと思います。決着つけたかったですね。

國頭 自分が小肝細胞癌で、この試験に参加するかと言われたら入ると思います。しかし、たとえば家族が患者だったとして、どうするかと聞かれたら、「内科的治療にしておいたら」と言いそうです。

佐藤 本当に「医師も患者も、どちらの治療がよいかわからない状態、equipoiseが成り立っている状態」でないと、ランダム化比較試験は成り立たないですね。

國頭 Equipoiseは、治療法全体の評価としてのという意味で、「overall survivalは同じ」だけではないですよね。手術の方が生存期間が少しよくても、「手術は絶対に嫌だ」という患者さんにとっては、equipoiseは成り立っていないということになります。この状況が予見される臨床試験を計画すること自体、どうなんでしょうね。

佐藤 きちんとしたエビデンスを出すという意味では医学的・科学的な意義は大きいですが、患者さんの利益になっているかということですね。将来の患者さんのためにはなっていますが、臨床試験に参加する患者さんの利益はどうかが問われるわけで、難しいです。仮に、子宮癌の治療で、手術と化学放射線治療の比較試験をするとしたら、「子宮を取らなくてよい」というところに大きな価値を置く患者さんは多

國頭　40歳の人と、60歳の人でも違いがあるでしょうね。どちらの治療法になっても生存という意味での不利益はないとはいえ、QOLの違いや患者さんの満足度は評価の中にも入れにくいですし、難しいですね。

■ 救命救急治療の比較

吉村　クラスターランダム化が適応になる例についてもう1つお話ししてもいいですか。救命救急の治療を比較するという場合です。救急搬送されてきた患者さんに対して、「A薬とB薬があってどちらがよいか分からない状態ですので、今臨床試験で確かめていて…」というお話をすること自体、無理ですよね。ですので、病院ごとに治療を割り付けておいて、「うちの病院では今月はA薬で治療していますが、いいですか」というやり方をするという事例を聞いたことがあるのですが、どうでしょうか。

國頭　蘇生するのに通常量adrenalineと10倍量adrenalineのどっちがよいか、という比較もありましたよね[9]。この試験では個別に、同意を取らずにランダム化していたようです。ただ、クラスター化でやるとすれば、どちらがよいのかは分からない状況で、「うちの病院では、今10倍量投与をしているから、それでいいですか」と聞くということになる。今言った「同意の確認」だと5秒くらいですよ。

吉村　それをやっていいかどうかです。でも、救急で運ばれる前に同意を取っておくわけにはいかないので、エビデンスを出すにはやらざるをえません。

國頭　同意は事後でもよいのかということで、研究審査委員会がどう判断するかの問題でもありますね。

佐藤　アメリカで実施された、心疾患の患者さんの救命措置の方法2種類のどちらがよいかを、ランダム割り付けで比較するという試験の話を聞いたことがあります。クラスター割り付けかどうかは分からないのですが、患者さんは意識がない時もあるし、個別に同意をもらうこ

とはできません。そこで、試験を実施する地域を限定して、その地域で臨床試験の実施について広報をするんです。ケーブルテレビでのコマーシャル、市役所での説明会などで、「この地域で心疾患を起こされ、救急搬送された患者さんは、2種類の治療法のどちらかがあたります。どうかご理解ください」という説明をしていました。30秒くらいのコマーシャルを見せていただきましたが、よくできていました。地域住民に対して説明して、了承をいただいておく、というやり方ですね。

國頭 それは断る時にはどこかに初めに登録しておくのですか。ドナーカードのように「私はこちらの治療はやめてください」とか。

佐藤 そこは聞きそびれましたが、「臨床試験は絶対に嫌です」という意思表明はあらかじめできるかもしれないですね。しかし、心臓発作は誰がいつ起こすかわかりませんし、「臨床試験をやっているのね」と市民のみなさんにゆるやかに了解していただくというのは、よいやり方だと思いました。

國頭 ケーブルテレビの視聴率にもよると思いますけど。

佐藤 そうですね。そのようにコマーシャルまでして説明するのは、苦労しないでいかに臨床試験をするかというところに頭を使うのではなく、正々堂々と説明して了解してもらってやるべきだということを考えているのかなと感じました。制約があっても、最善の方法を考えたのだと思います。

吉村 住民が救急搬送される病院が限られているような、ローカルな地域でしかできないですね。

佐藤 東京のようなところでは無理ですね。

文献 1) Cepeda MS, Boston R, Farrar JT, et al. Comparison of logistic regression versus propensity score when the number of events is low and there are multiple confounders. Am J Epidemiol. 2003; 158: 280-7.

2) Shah BR, Laupacis A, Hux JE, et al. Propensity score methods gave similar results to traditional regression modeling in observational studies: a systematic review. J Clin Epidemiol. 2005; 58: 550-9.
3) Stürmer T, Joshi M, Glynn RJ, et al. A review of the application of propensity score methods yielded increasing use, advantages in specific settings, but not substantially different estimates compared with conventional multivariable methods. J Clin Epidemiol. 2006; 59: 437-47.
4) Stadtmauer EA, O'Neill A, Goldstein LJ, et al. Conventional-dose chemotherapy compared with high-dose chemotherapy plus autologous hematopoietic stem-cell transplantation for metastatic breast cancer. N Engl J Med. 2000; 342: 1069-76.
5) Rodenhuis S, Bontenbal M, Beex LVAM, et al. High-dose chemotherapy with hematopoietic stem-cell rescue for high-risk breast cancer. N Engl J Med. 2003; 349: 7-16.
6) Harousseau JL, Moreau P. Autologous hematopoietic stem-cell transplantation for multiple myeloma. N Engl J Med. 2009; 360: 2645-54.
7) Sato K, Sato T, Furuse J, et al. A conundrum for randomized controlled trials: experience from a small hepatocellular carcinoma trial. Jpn J Clin Oncol. 2010; 40: 949-53.
8) Knatterud G, Greenhouse SW. Tributes to Dr. Thomas C. Chalmers. Control Clin Trials. 1996; 17: 473-5.
9) Brown CG, Martin DR, Pepe PE, et al. A comparison of standard-dose and high-dose epinephrine in cardiac arrest outside the hospital. N Engl J Med. 1992; 327: 1051-5.

もう1回やるのか

　また相談を受けた。今度は私の恩師である、病理の大河内教授からだ。先生は、基礎研究者として腫瘍学にお詳しいが、実地に臨床をされた経験は少ない。また、臨床試験などというものは、メーカーと医者が馴れ合いでやっているものだとお疑いの節もある。そんなことありません、と断言できないのがつらいところだ。

　何でも、先生のお知り合いが大腸癌になって、あるがんセンターにかかったところ、ランダム化比較試験への参加をオファーされた。ほらきた、素人は籤引きを嫌がるよな、と思ったら、どうもそういうことでもないらしい。
　「私だって、そういうプロセスを経て、治療法が確立されることは分かっている。しかし、ランダムに割り当てる、ということは、現時点ではどっちがよいのか確かなことは誰も知らない、決定的なデータはない、というのが前提であるな？」
　「そうです。これを clinical equipoise といってですね…」
　「君からそんな講釈を聞くまでもない」先生はちょっと苛ついておられるようだった。
　「しかし、この患者が提示された phaseⅢ trial の前に、全く同じ治療アーム同士の randomized phaseⅡ が行われているようではないか。そこで明らかな差が出ている。すでにそれは Lancet に掲載されているのを、私も読んだ」
　ああ、そうだった。結構大きな差がついたということで、話題になっていたな。
　「しかしですね、先生。Randomized phaseⅡ はあくまで中間的なエン

ポイントをみて、生物学的な効果を検討するものです。あのphaseⅡでもprimaryはprogression-free survival（PFS）でしたよね。ですから、それが本当に臨床的な意義に、すなわちpatient benefitにつながるか、というのはoverall survival（OS）のようなtrue endpointをprimaryにしてphaseⅢでやっていないといけないわけで、すなわちこれが…」

「聞いたような口を利くんじゃない。何がスナワチ、だ、擂り鉢みたいな顔をして。それも知っておる。だがあの試験は、phaseⅡとは言いながら、一群80例の、それなりの規模のものであった。しかも、確かにprimaryはPFSだが、secondaryでOSもしっかり見ており、それにもp<0.01で有意差がついていた」

そうだった。忘れていた。あの著者たちは自慢げに、OSも延長していたとか、堂々と結論に書いていたよな。

「そうであればここで結論は出ておる。君の言う、equipoiseとやらは、どこに残っているのだ？　しかもこの、上を行ってた試験治療は、開発中の治験薬を用いたものではなく、適応外かも知れぬが、一般臨床で使われている薬剤を応用したものだそうではないか。だったら患者のために、使えるものは使うのが当然である」

「そうなんですが、OSはその試験ではあくまでsecondaryであって、ですね、それに有意差がついたのは、偶然とも思えるわけで…」

「何を言っておるのかね。Primaryとかsecondaryとかは、恣意的に決めたに過ぎぬのだろう？　科学的に解析をしたらp値0.01未満だった、という事実は厳然と存在する。それとも、1％、『偶然』であったかも知れぬからという理由だけで、もう一度やり直すのか？　そうしたら、phaseⅢで結果が出たとしても、やはり『偶然』かも知れぬのだから、永遠にやり直さなければならないではないか」

私もよく分からなくなってきて、うっかり呟いてしまった。
「そういえば、randomized phaseⅡでは、pの有意水準を0.05ではなく、0.01にすべきだとかいう話も聞いたことあるな…」この独り言を大河内先生は聞き咎めた。

「だから、さっきから、この randomized phase II では、p<0.01 で、試験治療で OS が有意に良好だったと言っているだろう。いいのだな？　では明日、その患者を連れて来るから、里見君、よい方の治療をしてくれたまえ。何だその顔は。何か不満があるのか。あればここで言いなさい。そして見事、私を論駁して見たまえ」

先生は段々ヒートアップしてきた。

「どうしても嫌と言うのなら、やむを得ん。外科ではあるが、財前君に治療を頼むとしよう。彼は人柄に問題はあるが、優秀だからちゃんとやってくれるだろう。そうなると、借りができて、次の教授選では彼に一票投じなければならなくなるが、背に腹は代えられん」

勘弁してくださいよ、先生。

そうだ、もう1つ忘れていた。こういうことを想定して、アメリカの統計家、何とかいったな、そう、Richard Simon に質問したことがあったっけ。彼は確かこう答えた。「だから、randomized phase II trial などというものは、そもそもやるべきではないのだ」

だけどその彼が、あの randomized phase II trial についての論文を出したのではなかったっけ？

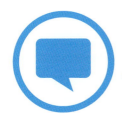

Discussion

■ Randomized phase Ⅱとphase Ⅲ

國頭　この「もう1回やるのか」というスキットですが、いくつかのポイントを含んでいます。

　1つは、試験に参加しなくても試験治療が受けられる時に、その治療を試験外でやってもよいのかということと、患者さんにオファーすべきかということです。もう1つは、randomized phase Ⅱで得られた結果はどこまで尊重するのかということです。

　スキットの話は、比較試験を実施するために randomized phase Ⅱをやってみたら、思った以上に差がついてしまった。本来は OS の差を検証するものではなかったけれど、p 値で 0.01 など、かなり差がついてしまった時、それをどう解釈したらよいかということです。この試験治療が、すでに実施されている方法だったり市販されている薬だったりすれば、日常診療でもできますから、「よい治療」と解釈して使ってしまってよいのでしょうか。参考文献[1]で出した Lancet の論文の著者 Menikoff は、臨床試験以外でも試験治療ができるということをきちんと説明しなくてはならないと主張しています。

　そもそもなぜ試験治療として臨床試験をしたかというと、今までのデータでそこそこ効果があってよさそうだという感触があるからですね。そうすると、患者さんにそのことを説明すれば「それをやってください」ということになりますので、ランダム化比較試験は成り立たないことになります。2010 年の JCO の論文[2]では、実際には、医師は試験治療の段階でも、日常診療としてやっているということが書かれています。これらについてお話ししたいです。

　まずは、randomized phase Ⅱでかなり大きな差が出てしまった場合に、それはエビデンスとして randomized phase Ⅲと同等、もし

くは同等に近いと考えてよいのでしょうか。

吉村　1つには臨床試験方法論の話と、もう1つは、試験治療の実際上の位置づけの問題があると思います。

　まず、臨床試験方法論の話ですが、randomized phase II である以上、αもβも初めから大きめに設計しますから、必然的に症例数も少なくなっています。したがって、もともと研究の質、結果の精確さという意味では、αもβも小さめに計画された検証的な試験に比べて低くなるのは必然と思います。

　もう1つ、試験治療が実際にどのような位置づけにあるのかという現実の話ですが、通常は、randomized phase II を実施して、そこで良好な結果が得られた場合にも引き続き phase III を実施するのが王道です。Randomized phase II は検証的試験としてはもともと計画されていないからです。

　ある研究者が、randomized phase II の結果を信じて phase III を行わないというのは、randomized phase II の結果と、もしも phase III を実施した場合の結果が食い違わないというのが前提になると思います。実際にはどうでしょうか。

　実際には、randomized phase II でセンセーショナルな結果が出て注目を浴びたけども、引き続いて phase III を実施したところ、全くの negative だった、ほとんど差がなかったという事例を不幸にも数多く経験していると思います。やはり、現代においても、検証的な phase III 試験で最終評価を行うことは必要なのだと思います。randomized phase II のデメリットでもあるのですが、そこでよい結果が出てしまうと、改めて大規模 phase III 試験で評価しようという研究者の意欲を削いでしまい、それゆえに治療法がきちんと検証されなくなるのは問題としてよく指摘されます。本当は効きもしない可能性のある薬がそのまま世の中で使われてしまうことになりますから、randomized phase II そのものが臨床開発上あまりよくないという人もいます。

國頭　ちょっと哲学的な質問になりますけれども、randomized phase II

でのp値が0.01というのとrandomized phaseⅢでのp値が0.01というのは、どちらも1％ですが、同じなのか、違うのか。

　たとえばrandomized phaseⅡでαを0.2くらいに設定したけれども、出てきた結果ではp=0.01だった。PhaseⅢではαは0.025でやろうとしたけれども、結果はp=0.01だった、という場合です。

吉村　そこはpracticalな話ではなくて、臨床試験方法論上の話として整理した方がよろしいかと思います。頻度論という標準としてみなが採択している統計学の考え方に基づけば、試験計画時に決めたものがαエラーやβエラーに対応します。αエラーやβエラーは試験で得られるデータの精度を示すものであり、αエラーやβエラーが大きい試験よりもそれらが小さい試験の方が精度も高いことを意味しています。一般に症例数を増やすほどαエラーやβエラーは小さくなりますので、ご理解いただきやすいと思います。

　そして、試験の精度を表すαエラーやβエラーが、p値に依存するのか、計画時に定めた水準に依存するのかですが、当然ながら後者、計画時に定めたものに依存します。直感的にも、試験で得られたデータの精度が、計画時に定めた症例数などではなく、試験の結果として得られたp値に依存するとしたら、明らかにおかしな話ではないでしょうか。すなわち、p値が0.01と非常に小さかったからといってもαエラーも小さくなっているわけではなく、randomized phaseⅡとしてαを0.2として設計した以上、αエラーは厳然として0.2のままということです。得られたp値がいかに小さなものであろうとも、試験で得られたデータの精度が計画時よりも水増しされることがありません。

　ただ、p値はともかく、実際に群間に大きな差があることが分かれば、臨床医はその差に目を奪われますよね。それに、p値を強調するのはあまりよくなくて、ハザード比とか、生存曲線の開きの方が意味があると思うのですが、大きな差を観察した時に、本当は差がないのであれば「そんな大きい結果が出るわけない」と疑うのは自然な考え方だと思います。

いずれにしても、あくまで臨床試験方法論上はαは計画した時のαエラーそのままですし、phase Ⅲで得られたp値とphase Ⅱで得られたp値が同等に解釈できるのかというと、これまでの説明の通り、「違う」というのが答えになります。

國頭 Richard Simonに聞いたことがあるのですけれども、randomized phase Ⅱでそのようになった時にどうするのかと聞いたら、だからrandomized phase Ⅱ trialはあまりやらない方がいいと答えられてしまいました（笑）。

吉村 背景を考えると、そういう答えもごもっともですね。

佐藤 そもそもrandomized phase Ⅱをなぜするかというところはどうなんでしょうか。たとえばAとBという、効果が同じくらいの治療があって、標準治療と比較するのに、AとBとどちらがよいかを選ぶためにAとBでrandomized phase Ⅱをやるのは意味があるように思います。

國頭 AとBで準決勝でやって、勝った方が決勝戦でチャンピオンと戦う、ということですね。これがselection designの本来の姿です。しかし最近は本来のチャンピオンをコントロールに置いてrandomized phase Ⅱをやるデザインが増えています。Single armのphase Ⅱだとセレクションによって、どうしてもよい結果が出ますので、コントロールを置きたいのですね。

JCOに載った、randomized phase Ⅱをレビューした論文には、single armとrandomized phase Ⅱそれぞれの長所と短所と、どういう時にはこちらの方がいいということが書かれています[3]。

吉村 Randomized phase Ⅱを使う状況は大きく分けて2つになると思います。

1つ目は、試験治療同士で準決勝をして、チャンピオンと戦う相手を選ぶということです。今出てきたselection designが相当します。

2つ目としては、分子標的治療などのこれまでと異なる機序の薬剤の出現とともに脚光を浴びてきたのですが、標準治療を同時コントロールとして置いてランダム化するというrandomized phase Ⅱで

す。たとえばsorafenibのように、レスポンスやPFSには効果がなくとも、OSが延長するような薬があるとします。OSはバラツキが大きく、同時コントロールなしの単群試験では適切な評価がなかなか難しいという特徴をもっています。単群試験では評価が困難なOSの評価が求められる場合、標準治療を同時コントロールとして置いたランダム化試験が1つの適切な解決策になると思います。またさらなる例としては、個別化医療の開発が進み、今まで全くデータが得られていないような特殊な集団に対して新しい治療が開発された場合です。標準治療のデータのヒストリカルデータがないわけですから、phase IIの段階であろうともランダム化しないと、新しい治療がphase IIIに進むべきかどうかも判断できないのです。

　これらの背景があって、randomized phase IIをせざるをえない状況が出てきているのだと思います。しかし、私自身は、randomized phase IIのもつデメリットも注視すべきであると考えています。単純ですが大きな問題として、そもそも症例数がsingle armよりも大きくなります。本来phase IIIの前段階として実施するphase IIという位置づけから考えれば、phase IIは小さめの規模でタイムリーに終わらせておき、可能な限り早い段階で検証的なphase IIIをやるのがよいと思っています。また、プラクティカルな問題としても、phase IIの規模が巨大化して、時間がかかってしまうと、どうしても研究者のphase IIIを実施しようとする意欲をさらに削いでしまいかねないのではないでしょうか。

■ Randomized phase IIの結果と治療の選択

國頭　そしてrandomized phase IIで、いい結果が出たとしますね。そうすると、その治療を、患者さんにオファーしてよいのか、オファーすべきなのか、どうなんでしょうか。

　すでにお話ししたように、アメリカでは、phase IIIを実施する時には、「この試験治療は、臨床試験に入らなくてもできますが」と言えということになっているようですよね。そうした場合、自分にとって

の「治療」はワンチャンスしかない患者さんは、「新しい治療があって、これまでのものより成績がよさそうというのならやってください」と言いたくなりますよね。これでは phase Ⅲ に参加してくれる人はいなくなります。

佐藤 治験薬ではなくて、市販後の薬剤を使用する臨床試験の場合は、常にこの問題がありますね。「今、A と B で臨床試験を実施しているけれど、A も B も市販後の薬剤なので臨床試験に参加しなくてもできる」という説明は、しなくてはいけないと思います。

國頭 データについてもお話しするわけですね。そうなると、phase Ⅲ には参加してもらえそうもありませんね。先ほど吉村先生が言われた「phase Ⅱ の 0.01 は本当は 0.2 の 0.01 で、これは phase Ⅲ の 0.025 の 0.01 とは違うのだよ」ということを、同意を取る時に患者にうまく説明できるのかというと、私には絶対できそうにない。

佐藤 日常診療でできるものを、わざわざ比較試験をするわけですから、患者さんにとっては不思議ですよね。ですから、ランダム化比較試験をやる意義をお話しするしかないと思います。たとえば、「A と B はすでに使われている薬だが、今までに得られているデータは、少数の患者さんを対象にしたもので、本当に効果があるのか、はっきり分かっていない。どちらがよい治療か分からないので比較試験をしている」という説明が必要です。ただ、それで患者さんが説得されるか、納得するかは別ですが。

國頭 今のような説明で、普通の人が納得してくれるのか、私は疑問に思います。これを突き詰めて考えると、臨床試験というのは、被験者の利他性がないと成り立たないと言い切っている人もいますが、やはり利他性を期待するしかないでしょうか。

佐藤 私は術後の乳癌の患者さんの再発予防に、UFT と CMF のどちらが有効か比べる臨床試験（N・SAS-BC01）[4] をやりました。どちらも市販されている薬剤で、標準治療という意味では CMF ですが、UFT は飲み薬ということもあって、だいぶ実施されていました。研究者は、標準治療は CMF というコンセンサスがあり、エビデンスが

ない状態で使われている UFT が CMF と同じくらいの効果があるのかどうかを確かめる必要があると思っていました。

　患者さんに説明する時は、「CMF と UFT で、どちらがよいのか、同じくらいなのか、分からない状態です。その結論を出すために臨床試験をしていますので、どちらでもいいかなと思われたら参加してください」と言っていました。対象となる患者さんから、「この臨床試験に入らないのであれば、私は何を受けるのですか」と聞かれたら「CMF です」と答えていました。もちろん、参加してくださる方はいました。

國頭　試験に参加しない人で、CMF を選ぶ人は、問題ないですが、「私はやはり飲み薬の UFT の方がいい。注射は嫌だ」という人はいますよね。採血もたびたび失敗されるし、点滴も失敗されることがありますし。この場合に、「それは標準治療ではないから」と言って断れるのですか。

佐藤　断れないです。UFT の方が月々の支払いが少ないことを理由に、UFT を選択した人がいました。試験に参加して CMF にあたると困るので、試験にも参加されませんでした。

國頭　患者さんの保険を使って実施する試験ですし、認めざるをえないですね。

佐藤　どちらも日常診療で実施可能な治療の比較試験の場合は、患者さんが好みを持つ場合は別ですが、そうでない場合は、「どちらでもよいと思ったら参加してください」というようにお願いするのがよいと思います。「将来の患者さんのために参加してください」と利他性に訴えるような感じです。

國頭　ドイツで、局所進行の肺癌に対して化学療法と放射線の後に手術を追加するかどうかという比較試験がありましたが、これを主導したドイツの私の友人は、「100％同意してもらっている」と言っていましたね。そんなことができるのか、と訊いたら、彼は、「化学療法の後に手術を追加するというのは標準ではない。だから、もし手術を希望するなら、臨床試験に参加して 50％のチャンスでやる以外にはない」

と患者に説明したというのです。つまり、臨床試験以外では手術はしない、ということですね。しかし、手術ですから、やろうと思えばできます。科学的な根拠がある程度あって臨床試験をやっているのだから、試験外でも「やってもいい」と言うべきではないか、という疑問が残ります。

でも、たとえば病院の事情として、手術室の都合がつかないとか、ハイリスクな手術を off-protocol でやってしまうとプロトコールの手術の方が回らない、日常診療の手術も回らなくなる、というようなことも当然考えられます。そういう理由で断ることもできるのでしょうか。

佐藤 手術の場合は、リスクが高いですから、それを理由に断れるように思います。ただ、患者さんに「どうしても手術をやってくれ。取ってすっきりしたいから」と言われた時に、臨床試験では実際にやっているわけですから、断るのは難しいですね。「手術室の枠がとれないので無理です」という言い訳は可能だと思いますが。

國頭 患者さんからよく言われる例として、丸山ワクチンを打ってほしいという希望があります。丸山ワクチンは日本医科大学で提供していますが、一応試験の形をとっているそうです。だから「受けたいのであれば日本医大に行って受けなさい」と言うのが正解になるはずですが、実際には丸山ワクチンを渡されて「これを病院で打ってもらいなさい」と言われて、お持ちになる患者さんがおられます。

打てばいいだけですので、やろうと思えばできるのですが、こういうのは断ってもよいのでしょうか。効果があるという話はありますが、確立されたエビデンスはなく、臨床試験の形態はとっている。しかし、実際に打つ時は、off-protocol でやることになります。

佐藤 仮に私が丸山ワクチンを持ってきた時に、先生は私に打ちますか。

國頭 打ちません。私は認めていないので、自分が認めていないものを患者さんにするわけにいかないからです。臨床試験でやっているなら、それを実施している医師がやるべきだと思います。

佐藤 医療者は、患者さんが希望したものをすべてやらなくてはいけない

わけではないです。専門家として、自分が実施するかどうかを判断すべきと思います。自分が治療として認めておらず、できかねるものについては、「それはできません」とお断りするのはよいと思いますし、それをするのが責任だと思います。

國頭　日常診療でできる治療が複数あると、医者によって当然温度差が出てきますよね。「自分はこの治療はいまいちだと思うから、やれと言われてもやらない方がいいよ」とか「これはもしかするといいかもしれないからやろう」とか。そういうことは自分のエビデンスレベル5の「個人的な意見」で選別してもOKなのでしょうか。

佐藤　難しいですね。病院で複数の医師がいるのでしたら、「ここまでのエビデンスレベルならばやる」という話し合いとコンセンサスはあってよいと思います。「私たちとしては、この治療はするけれども、丸山ワクチンはしない」とか。

　ある医師が「自分はこれは認められない」というのであれば、その人がやらなければいけないということはないので、別の同僚の医師にやってもらえばよいと思います。エビデンスがない治療については、それ自体どうかと思いますが、患者さんの希望が強くて、病院や医師の方針として受け入れられない場合は、それを実施している他院を紹介すればよいと思います。

■ エビデンスの強さ

國頭　あと、治療を認めるかどうか、「エビデンスの強さ」について判断が分かれることがあるのですが、そのことについておたずねします。

　最近の例では、某社が高価な分子標的薬剤を組み合わせて、単剤に比べてPFSが大きく伸びたというrandomized phase II の結果を、Lancet Oncology に出しました。OSはまだイベントが非常に少ないのですが、最終的には差は出ないだろうなというくらいです。

　論文の結論は、この組み合わせは「標準治療になり得る」であり、「標準治療になる」とは断言していません。

　しかし、この先にOSをエンドポイントとして第III相比較試験をす

るかというとやりません。その会社はやるつもりはないと最初から言っており、併用する薬剤はすでに市販されていて使えます。個人的には、この会社の戦略は気にくわないのですが、データ自体は嘘ではない。多くのドクターは、これは「エビデンス」として採用してもよい、と考えているようです。しかし私個人の考えとしてはエビデンスレベルは低いので、使用したくない。この判断は妥当なのかどうか。

吉村 そこはもちろん先生方個人の心情もあるのだと思います。その薬に対する期待度とか、ベイズ法の考えから言えば主観確率でしょうか。

比較試験であろうと single arm であろうと phase Ⅱ は phase Ⅱ なので、それは結局 phase Ⅲ のエビデンスに代わることはできないと思います。Phase Ⅱ の結果は、phase Ⅲ で検証してこそ意味がありますので、phase Ⅱ の結果の解釈には常に慎重さが必要と思います。ですので、初めから phase Ⅲ を実施するつもりがなくて phase Ⅱ だけというのは、その薬の問題はともかく、戦略として必ずしも適切でないように思います。Phase Ⅲ は絶対にできないという特殊な状況を除いて、最初から phase Ⅱ だけというのはおかしな話だと思います。試験に参加された患者さんにとっても、データは適切な検証につながらないことにもなるわけですから、よくないことのように思います。

國頭 ただ、会社はスポンサーをするつもりはなくても、たとえばヨーロッパやアメリカで誰かがデータを見て、「これはおもしろい」と言って phase Ⅲ をすることはあり得ますね。結果的に。

吉村 それはあるかもしれませんが、会社が自分たちはするつもりはないというのはやはりおかしな話だと思います。何を目的に phase Ⅱ をしたのかということですよね。たとえば経済的な利益の追求ということでしたら適切なあり方ではないように思います。

文献
1) Menikoff J. The hidden alternative: investigational treatments off-study. Lancet. 2003; 361: 63-7.
2) Hamilton EP, Lyman GH, Peppercorn J. Availability of experimen-

tal therapy outside oncology randomized clinical trials in the United States. J Clin Oncol. 2010; 28: 5067-73.
3) Gan HK, Grothey A, Pond GR, et al. Randomized phase II trials: inevitable or inadvisable? J Clin Oncol. 2010; 28: 2641-7.
4) Watanabe T, Sano M, Takashima S, et al. Oral uracil and tegafur compared with classic cyclophosphamide, methotrexate, fluorouracil as postoperative chemotherapy in patients with node-negative, high-risk breast cancer: national surgical adjuvant study for breast cancer 01 trial. J Clin Oncol. 2009; 27: 1368-74.

9 同じことやるのか

　地方での講演は久しぶりだが、今回は、北関東大学の医局に戻った竹内雄太が、教授と製薬メーカーに頼んで呼んでくれた。竹内は以前、私ががんセンターにいた時にレジデントで下についていたことがある。大学に戻ると、医局の雑用（いわゆる雑巾がけ）をやらねばならないので大変そうである。
　竹内が、講演前にメールを寄越してきた。
「お願いが 2 つあります。1 つは、先生のご講演ですが、あの、コストの話はなるべく避けていただければと。もちろん、重要なテーマであるのは分かってるのですが、スポンサーの企業が、今、こちらでやっているトライアルのサポートをしてくれている関係で、あまり波風を立てたくないので」ああ、そう言えば、今回のスポンサーは、私が「薬価が高いくせにデータに乏しい、コストパフォーマンスが悪い」といつも槍玉に挙げているあの会社だったな。メーカーからの依頼なら無視するが、竹内の立場を悪くするのは可哀想だから、我慢してやろう。
「もう 1 つは、先生の特別講演の前に、前座として、大学の助教クラスが、その、こちらでやっている臨床試験について発表します。もちろん、レベルが低いことは承知しているのですが、あまり厳しいツッコミを入れられないようにお願いします」これについても、了承した、お前も大変だな、と返信してはおいたのだが。
　ところが実際にその「前座」のプレゼンを聞いたら、ツッコミを入れるも何も、絶句してしまった。1 つが北関東腫瘍研究グループ（KCOG）からの発表、もう 1 つが首都圏北部腫瘍研究グループ（SCOG）からの発表で、同じ薬剤 A と B の併用の phase II trial である。微妙に使い方が違うのは、

KCOGではDay1にAとBが両方入り、SCOGではDay1にA投与、Day8にB投与となっていた。いずれも同じような奏効率primary設定のもので、40例くらいのサンプルサイズ、KCOGの方が25例段階の中間報告、SCOGは18例登録だそうだ。現段階での奏効率はSCOGの方がちょっとよい。だけどこんなの、ここで締めて発表してしまってもいいのか？

　私は隣の竹内にこっそりと聞く。
「ところで、何このKCOGとSCOGってのは？」
「KCOGが、私の医局の第一内科のグループ、SCOGは第三内科のグループです」
「え？　同じ施設の中で分かれてるの？　いつの時代だよ」
「時々は合同でプロトコールやるんですけどね、今回はスケジュールについてどうしても見解が一致しなかったということで…」

　講演の後で、教授からコメントを求められる。おずおずと、この程度の規模のphaseⅡでしたら、一緒にやってしまったら早く結果が出るんじゃないですか、と答えたところ、教授は、待ってましたとばかりにこう答えた。
「いや、我々KCOGもそう思ったのですが、SCOGの方が、スケジュールにこだわりがおありのようで」

　SCOG主任の第三内科教授は今日は不在で、代わりに准教授が立つ。こいつはそれなりに賢いらしい。竹内からあの先生は切れ者です、と聞いたことがある。
「KCOGのやり方は、アメリカで1つ、ドイツで1つ、すでにphaseⅡがやられていて、今、phaseⅢが計画中だという話もあります。それだったら、同じことをしても、周回遅れになるだけです。我々SCOGとしては、独自性を出すために、前臨床のデータから効果が高まることも示唆されているこのスケジュールでやってみた方がインパクトがあると判断いたしました」
「しかし、だからこそ、欧米のデータをわが国でもconfirmして、たとえばそのglobal phaseⅢに参加する、というようなことも考えないといけないのではないでしょうか。PhaseⅡだけでやりっ放し、では何にもならんわ

けで」とKCOG側の教授は反論する。

「やりっ放し」と言われたSCOGの准教授はちょっとムカついた様子である。「でしたら、先生方のところでは、global phaseⅢに参加する準備をなさっているのでしょうか」

　これは相当に悪意を含んだ質問で、KCOGの教授はたじろぐ。

「いや、具体的には、まだ…」

「それに、仮にglobal phaseⅢに参加したところで、このくらいの症例数では、埋没してしまうだけではないですか。それなら、独自のことをやらないと…」

「先生は、独自の独自のとおっしゃるが、たかがスケジュールをちょっといじくっただけで、仮に多少奏効がよかったとしても、そんなものでみなが評価してくれるのでしょうか。評価してくれなければ、独自でも何でもない。ただ孤立しているだけです」

「竹内よ」

「はい」

「ここから逃げてもいいか？」

「ダメですよ先生、1人でなんて。逃げるんなら一緒に逃げましょう」

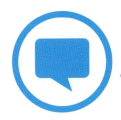

Discussion

■ とにかく「やる」ことが大事 !?

國頭 　次の話題はphase Ⅱの話で、同じような試験を複数やるのはどうかということです。

　臨床試験の基盤整備を長くやっておられる先生からお聞きしたことですが、昔は小さいグループを立ち上げて、大体は規模も小さくて質も低いナンチャッテphase Ⅰ/Ⅱをするのが多かった。最近はナンチャッテrandomized phase Ⅱみたいなものが流行っているということです。いろいろなグループがいろいろ小さい試験を実施して、それ自体がいいか悪いかは別にして、phase Ⅱは花盛りです。

　このスキットでは北関東としておりますが、実際は別の場所です。ある地方の研究会での発表で、国立A大学と公立B医大、それに近くの国立病院の3つくらいのところで全く同じコンビネーションのphase Ⅱを、投与スケジュールを少し変えてやっていた。なぜ全部一緒にして試験を実施しないのかとたずねたところ、スキットのようなお答えでした。

　本音のところは、とにかく自分たちのグループで何か臨床試験をしなくてはならない。臨床試験をやらないと、医局員の教育もできないし、資金を集めることもできないし、CRCさんを維持することもできない。だから、まずは臨床試験を「やる」ということ自体が大事ということです。臨床試験を実施するには、資源が必要ですから、それを維持するために試験をやる、というのはやむを得ないところはありますが、これはどうなんでしょうか。

佐藤 　何とお答えしたものか、難しいですね。臨床試験のお題目を申し上げると、臨床試験は対象者に健康リスクをもたらすものですから、まず、意義がなければいけないというのがありますね。

國頭　行う臨床試験それ自体にですね。

佐藤　はい。試験自体に医学的・科学的な意義がなくてはならないというのが大前提です。ですので、実施体制を維持しなければならないとか、医療者や組織の利益のため、研究者コミュニティの利益のためだけに臨床試験を方便として使う、患者さんをその方便として使うというのはよくないということになります。

國頭　規模が小さい試験を重複してやるというのは、それ自体どうかということですね。それでは、別の例で、たとえばphase II を実施していたが、その途中で海外のphase III の結果が出てしまって、negative だった場合です。そうなると、phase II には意味がなくなります。

　治験などでは全部中止になるのですが、医師主導の臨床試験の場合は、やっている側としては結果を出したいので、継続したいのですよね。40人を集めようとしていたのなら予定通り40人集めて、かくかくしかじかという論文をどこかに公表したいということになります。

　実際は、この試験治療はもう意味を失っているのですが、では誰がストップをかけるかと言うと、今のシステムでは誰もストップをかけることはできません。研究審査委員会も、今現在行われていて、とくに大きな有害事象が出ているわけでもないトライアルに介入することはありません。やってる側が申請すれば別ですが、「この試験はやめた方がいいでしょうか」とわざわざ提案してくる研究者はいないでしょうしね。

　となると、研究者自身が、中止の判断をするしかないのでしょうか。

佐藤　試験を継続して結果が出た時に、意味があるかどうかを見る必要があるでしょう。たとえば、患者さんの背景が違うとか、エンドポイントが違うとか、何か違いがあって、試験を完遂する意味があるのでしたら、継続してよいと思います。しかし、全く同じ対象で、海外のphase III で負けているというのでしたら、その場合は続ける意味は全

くないですね。それを判断するのは研究実施者の責任ですし、意味がないことを分かっていたのに最後までやったということが分かれば、社会的な非難の対象になるように思います。

　ですので、臨床研究を実施する時は、コミュニティの中でのトレンドをきちんと把握して、同じようなことをしている人たちが何をどうやっているのかを予測するのも大切だと思います。

■ 試験登録制度

國頭　さて、とくに phase Ⅱ は、途中で中止になったり、negative な結果で終わった場合に、どこにも公表されずに終わるものも多いですね。それを何とかしようというので試験登録の制度が実施されていますが、試験登録によってこのあたりは実際に改善されたのでしょうか。

吉村　試験登録は、試験が社会の利益になることを目的に、結果の報告をしてもらうという意図もあったのだと思いますが、現状はまだそこまでは到達していないのだと思います。

國頭　現実の問題として、たとえば患者さん 40 人を集積する試験を始めたけれど、15 人で挫折したという試験は山のようにあります。それを論文に書いて、仮に JJCO に投稿しても、編集委員は採択しません。そうすると、その試験結果は日の目を見ないことになります。このような試験、つまり、登録はしたけれど完遂せず、論文も公表できなかったものについて、集計するとか、何か動きはありますか。

吉村　私もあまり詳しくはないのですけれども、現状は埋もれてしまっているのではないでしょうか。企業の臨床試験も、negative な結果は公表されないですね。phase Ⅲ ならまだしも、もっと早期の phase Ⅱ や phase Ⅰ は、公表されないでしょう。

國頭　Phase Ⅰ ならばまだ出るかもしれないけれども、phase Ⅱ ではなかなか出てこないですね。

　私が所属していた病院でも、院内で実施されたプロトコールがどうなったかを調べるという動きはあったのですが、少なくとも施設内

で、完遂したのかしなかったのかくらいは把握すべきだと思います。

吉村 ICH-GCP 上は総括報告書の作成は principal investigator（PI）の責務なので、本来はそこにまとまっていなければならないわけです。

今、日本は、GCP は治験のみが適用になり、医師主導の試験には適用されないので、PI の責務もないということになっておりますが、本来は PI の責任でまとめないといけないと思います。

國頭 総括報告書の提出先というのはどこですか。

吉村 承認申請をする規制当局です。研究者主導の臨床試験でも、先進医療 B の場合は、総括報告書を国に提出することになっています。

■ PhaseⅡ試験は必要か

國頭 あともう 1 つ、phaseⅡではよい結論は出るけれど、その後検証すると、そうでもなくなる、というお話をしたいと思います。ここに引用する論文は、Clinical Cancer Research に掲載されたものです[1]。

これでいくと、phaseⅡで positive な結果が出た治療法が、標準治療を変えるくらいのものになる確率は、3.8％ であり、ほとんどものにならないそうです。

PhaseⅡで効果がありそうだという結果が出ても、phaseⅢで negative になる。準決勝を勝ち上がってきたはずなのだけれども、決勝では勝てない。本来は準決勝を勝ち上がった以上は、その半分くらいは決勝戦でも勝ってほしいのに、なぜこのようになってしまうのか。今の phaseⅡの方法論自体がやはりおかしいということでしょうか。

吉村 そこは 10 年以上前からアメリカでも問題になっているところだと思います。バイオマーカーなどをちゃんと測って activity を正確に評価しなければならないという議論もあったと思うのですが、なかなかそこが 10 年経っても現状のままです。方法論上、適切とは言えなかったり、意味がなかったりする phaseⅡ が多いので、きちんとしようという議論は今も変わらないと思います。話が戻りますが、その

國頭 際に標準治療とランダム化比較試験をしなければならないとかいう話も出てきて、randomized phase II が盛んになったのだと思います。

ただ、先ほどもご紹介した、randomized phase II に関する JCO の論文[2]では、ランダム化したからといって、症例数は増えますけれども、別に決勝戦を勝ち上がる確率が上がるわけではない。

吉村 ですので、randomized phase II をしても意味がない、あまりメリットがなかったということで現在揺り戻しがきていて、結局のところ phase II の効率は上がっていないということになっているのだと思います。

國頭 IRB には、phase II の申請はたくさん上がってきますが、その時に、「phase II というのはそもそもだめで、3.8% くらいしか本物がないのだから、そんなのやめた方がいいのではないか」という議論はあまりないのですか。

佐藤 その議論は、私はしたことがないですね。患者さんをそれほど集められるわけではないので、いきなり phase III をするのではハードルが高くなります。ですから、数十人でちょっとやってみたいという申請が多いです。

國頭 同じような試験の結果が学会で発表されることがありますが、しかし、「だから今回もだめではないか」というような話はされませんね。

佐藤 研究者がやりたいと言って、効果がありそうだという予測があれば、反対する理由がないのです。

國頭 IRB で「こんな治療で本当に promising になるのか」とケチをつけようと思ったら、出してくる研究者の同等以上の専門家でないと言えないですね。

佐藤 同じコミュニティの人でないと無理ですね。それから、phase II でよい結果が出るのは、効きそうな人を選んでいますので、当たり前といえば当たり前です。

國頭 では最初から phase III でやればいいのではないかと。

佐藤 そうなのですが、phase III で negative になるのは避けたいですから、phase II で少し調べておきたいですね。それで効きそうな人ばか

りを集めてきて、いい結果が出たということなのでしょうけれども、そこを効率よく適正に評価するために、何かやり方があるのでしょうか。

國頭　これはエンドポイントの選び方が悪いのでしょうか。通常は response rate ですね。

吉村　Response rate に関しては以前から議論も多いと思います。Sorafenib という薬剤を進行肝細胞癌で開発した事例を例として示します。PhaseⅢとして実施された SHARP 試験では中間解析で早期有効中止になるほど大きな群間差が観察されたのですが、その前に実施された phaseⅡは negative でした[3,4]。PhaseⅡの primary endpoint は response rate であり、その結果はわずか 2.2% だったのです。研究者が臨床試験方法論をよい意味で逸脱し、negative な結果を無視して phaseⅢを実施したところ、phaseⅢでは positive な結果が出たのです。

國頭　そう言えば、前立腺癌のワクチンも同様でしたよね。レスポンスする人はほとんどいないし、PFS は対照群に比べて全然変わらないが、OS だけがなぜかわからないけれども伸びていた。そこで phaseⅢで勝負に出たら OS で勝ったわけですね[5,6]。

吉村　結果的に言えることではありますが、最初から博打に出た方が話は早かったということですね。

佐藤　最初から phaseⅢは、なかなか勇気がいることです。ですが、質の高くない phaseⅡを次々にやるよりも、新治療が有望という予測があるのなら早い時期から phaseⅢに持っていくという方がいいと思います。

國頭　準決勝を勝ち上がった phaseⅡが決勝戦を勝つ確率をいかに高めるかということをやった研究はあるのですか。

吉村　PhaseⅡの目的は本当に効いている治療を探すためなので、要は α エラー、β エラーで言うと β エラーを下げるためにしているので、α エラーが上がってしまうのは構造上仕方がないところもあります。

ですので、現状で 10 個のうち 1 個すごく効く薬があるとして、そ

の 1 個を何とか吸い上げるためにはどうしてもゴミ、すなわち薬剤でないものが 9 個くらいついてきてしまって、1/10 の確率でしか phaseⅢ が成功していないのか、あるいは本当は効くのが 100 個中 20 個くらいあるのに、phaseⅡ がうまくいっていないから 19 個効くものを落としていて、そのうち 1 個とゴミ 9 個を決勝戦の土俵まで連れてきてしまっているか。現状は、やはり本当は効くものまで phaseⅡ は落としてしまっていると考えるのが尤もらしいのでしょうか。

國頭 おそらく効かないものは落ちているのだろうと思いますが、そうだとしても、「phaseⅡ の準決勝を勝ち抜きました」と称する率が 72% というのは高すぎるように思いますが。

吉村 先ほどの 2 つのタイプがある時に、1 つの薬を拾ってくる時にゴミが 9 個ついてくる状態であるなら、その効率は上げようがないです。もちろんゴミを拾ってくるのを多少減らすことはできますが、本当に効く 1 個が落ちてしまう確率も確実に上がってくるので、試験デザインをどれほど頑張ろうとも、結局あまり効率が上がらないと思うのです。

逆に、phaseⅡ の段階で効くものが 20 個あるのに、19 個は落ちてしまっているのであれば、20 個がちゃんと決勝に行けるように組むような努力が必要です。すなわち効率化の大きな余地があります。

佐藤 PhaseⅢ をきちんとやるということを前提として、なるべく可能性の高いものを多く拾いたいという思想で phaseⅡ があるのであれば、今のやり方というのは仕方がないのかなとも思います。

國頭 だけど、しつこいようですが、7 割は一次審査を通過するというのは、さすがにちょっと効率が悪いですね。

佐藤 そうですね。それは実施側の意図が入って、本当に効きそうな人を選んでいたり、評価する時に「効いているに違いない」というバイアスが入ったりという部分が、どうにもならないのかなとも思います。

吉村 そうですね。本当は phaseⅢ でだめになるものが多いというのは α エラーが 10% を越えてしまっているということですので、何かど

こかでおかしなことが起こってしまっているということでもあると思います。

國頭 それから、非常にせこい議論になりますが、phase Ⅱ の問題として、「誰の業績になるか」ということがあります。「とにかくトライアルをしなきゃいけない」という最初の話に戻るみたいですけれども、仮に自分が principal investigator で、40人くらいの小規模な phase Ⅱ を完遂して positive あるいは negative の結論を出したとします。これはどこかの雑誌に公表できます。ところが、はるかに意義がある phase Ⅲ に施設の責任者として参加したとしても、著者の中にはなかなか入れてもらえなくて、自分の業績にはならないという事情があります。学位が必要な人なら、学位申請の論文にはできないですね。だんだん話が情けなくなりますけれども（苦笑）。

佐藤 大規模な臨床試験グループに参加すると、患者登録が多い施設が著者になりますので、そこに数十人の患者さんを送るよりも、その数十人で自分の施設で臨床試験をした方がよいということですね。

國頭 仮に著者になったとしても、最近はなかなか厳しくて、上位3人に入らないと業績にカウントしてくれない、いろんな資格申請に使えない、という話もあります。

佐藤 そうなると、自分の施設で数十人の小規模な試験をやって、筆頭著者となって論文を書いた方がよい、ということになりますね。事情は理解できますが、何を目的に臨床研究をしているのかという根本的なところを考えると、どうなんでしょうか。

吉村 アメリカがいいかどうかはわからないですけれども、アメリカのMDアンダーソンのような大規模の専門施設は phase Ⅲ よりも phase Ⅱ に力を入れてると聞いています。大規模な phase Ⅲ は community hospital がメインで、日常診療を実施している施設が検証をするという意味で参加しています。だから私はその役割分担が必要なのかなと思っています。

業績のために phase Ⅱ というのはおかしな話だと思いますけれども、やはり新しい治療を開発するという観点から大学が phase Ⅰ と

9. 同じことやるのか

かphaseⅡを実施するのは、おかしな話ではないと思います。

國頭 日本ではcommunity hospitalも大学の関連病院だったりして、自分も業績がほしいわけですよね。全体の中の1/100の症例をcontributeすることによって、治療成績を患者さんのためにという満足よりも、やはり自分の満足として実施したいということはあります。

私が市民病院にいた時も、専門病院と肩を並べるためには何をすべきかということは考えていました。

吉村 アメリカと日本では、研究病院と市中病院の構造もちょっと違うということですね。

ただ、そこはうまく区分けはできないかなと思っています。いずれの施設でも、phaseⅠも、phaseⅡも、phaseⅢもすべて対応というよりは、うまく役割分担できる方が、薬剤の開発という観点からも、本来不必要な臨床試験の冗長が減り、効率が改善するように考えます。

文献

1) Maitland ML, Hudoba C, Snider KL, et al. Analysis of the yield of phase II combination therapy trials in medical oncology. Clin Cancer Res. 2010; 16: 5296-302.
2) Gan HK, Grothey A, Pond GR, et al. Randomized phase II trials: inevitable or inadvisable? J Clin Oncol. 2010; 28: 2641-7.
3) Llovet JM, Ricci S, Mazzaferro V, et al; SHARP Investigators Study Group. Sorafenib in advanced hepatocellular carcinoma. N Engl J Med. 2008; 359: 378-90.
4) Abou-Alfa GK, Schwartz L, Ricci S, et al. Phase II study of sorafenib in patients with advanced hepatocellular carcinoma. J Clin Oncol. 2006; 24: 4293-300.
5) Kantoff PW, Schuetz TJ, Blumenstein BA, et al. Overall survival analysis of a phase II randomized controlled trial of a Pxviral-based PSA-targeted immunotherapy in metastatic castration-resistant prostate cancer. J Clin Oncol. 2010; 28: 1099-105.
6) Kantoff PW, Higano CS, Shore ND, et al. Sipuleucel-T immunotherapy for castration-resistant prostate cancer. N Engl J Med. 2010; 363: 411-22.

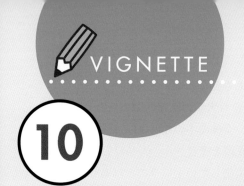

10 後出しジャンケン

　PhaseⅡ trial の試験結果が出て、これを発表することになった。まずは院内で予行をやるのであるが、気が重い。結果が negative だったからだろう、って？　いや、negative だったら negative であるとそのまま出せばいいのであって、残念ではあるが別に発表に際して「気が重くなる」なんてことはない。私が落ち込むのは、もっと別の理由があるのだ。

司会「では安全性には問題なかったということでよろしいですね。それで、primary analysis の結果は」

里見「40 例を集積して、奏効例 24 例で奏効率 60％、95％信頼区間はざっと 44～74％といったところです」

司会「まあまあじゃないの？　これセカンドラインの設定だろ？」

里見「そうです。セカンドラインが 2/3、サードラインが 1/3 くらいです」

司会「だったらまずまず、active と言っていいのではないかな」

里見「はあ。それで、そういう結論にしようと」

財前「ちょっと待ってくれたまえ」

　ほらおいでなすった。外科の財前だ。同級生のくせに、何だよ、「くれたまえ」って。ケチをつけるのは仕方がないが、そういう大時代的な言葉遣いをしないでほしいな。

財前「この場合、primary endpoint は、met したのかな。設定はどうだったのか、聞かせてくれたまえ」

里見「ええと、期待奏効率が 70％、閾値奏効率が 50％で、α 0.05、β 0.2 で…」

財前「じゃあダメじゃん。95％信頼区間の下限が閾値を下回っているのだ

ろ？　帰無仮説は棄却されていないことになる。もともとプロトコールでは何例の奏効例があればいい、となっていたんだ？」
里見「26例以上の奏効例が認められたら、active と」
財前「だったら24例しかないのだから、ダメだった、というのが正しい結論のはずではないのかな？」
里見「そうなんですけど、この治療法は、毒性が予想以上に少なくて、患者のQOLも良好で…」
財前「そういう、感覚的なことで結論を変更するのはよくないな。里見先生らしくない。これって対象が、この分子標的薬剤のターゲットになる変異がある症例だから、ある程度奏効率が出るのは当然だろ？」
里見「それもそうなんですけど、それに、PFSもOSも、従来の報告に比べて良好で..」
財前「だけど primary を met しなかった以上、negative は negative だろ？」
司会「だけど、期待奏効率70％、閾値奏効率50％って、かなり高いハードルだよな。どうしてそこを設定したの？」
　司会の先生の助け舟に私はほっとする。
里見「そうなんです。試験を始めた時は、この手の薬剤の、ファーストラインのデータしかなくて、それを目安にしたんですけど、後から、分子標的でもやはりセカンドラインだと奏効率は落ちるというデータが出ています。他の薬剤でも、奏効率はセカンドライン以降だと50～55％程度です。この治療法の60％という数字は、決して低くない。それに、毒性が明らかに低いことからして、positive と結論づけていいんじゃないかと、うちの鵜飼教授もおっしゃってます」
財前「鵜飼教授がどうおっしゃったかは別にして、やはり、当初の設定を、『そもそもあの設定がおかしかった』などと言い出すのはよくないと、私は思います。そんなことを言い出したら、すべての negative data はチャラにできる」
　財前の「正論」に会議室内は白け渡る。司会のドクターがおもむろに口を

開いた。

司会「では、財前先生は、どうしろと」

財前「設定通り、これは negative だったと、結論づけるべきだと思います」

司会「それはそれでいいのですが、ではこの治療法はもう有望ではないものとして捨て去るべきだと？　データとしてはかなりよいと思うのですが。臨床試験のお作法は別として、私も、どちらかというと当初の設定に無理があったと思います。そのために、よさそうな治療を捨てるというのはいかがなものかと？」

　思わぬところからの逆襲に財前もちょっと怯む。

財前「いや、もしそうなら、新しい設定でもう一度やり直してから…。もしくは他の研究グループがやり直すとか」

司会「里見先生たちがやり直すにせよ、他のグループがやってみるにせよ、内容は同じで、ただハードルを下げる、というだけですよね。仮に、今回と同じようなデータを出して、それでその下がったハードルをクリアしたとします。それを positive だったと言うんだったら、このデータで positive もしくは promising と結論するのと、どこが違うんですかね。Pre-specify したハードルをクリアするかどうかで結論が出る、という建前はその通りとしても、実際問題として『同じデータ』を、そこまで杓子定規に解釈することが、果たして正しいことなのだろうか？　もっと言えば、患者のためなのだろうか？」

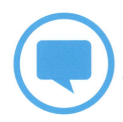
Discussion

■ エンドポイントの閾値設定によって評価は変わる

國頭 「後出しジャンケン」のスキットは，1つ前の phaseⅡ の議論の続きのようなものです。

　実際に私自身がやった臨床試験を少し改変しました。先ほどの phaseⅡ の問題点を念頭に置いて，良心的にトライアルをやろうと思って，エンドポイントのハードルを高くしたところ，結局達成できませんでした。ということで結論は negative になりましたが，あとから付け加わった情報で，ハードルが高すぎたことが分かったという例です。

　具体的に申しますと，分子標的薬の試験で，前治療の化学療法の影響は少ないだろうと推定しました。つまりファーストラインの患者さんとセカンドラインの患者さんではレスポンスは同じだろうと考え，セカンドラインでのエンドポイント設定をファーストラインの時と同じにしました。その後，「ファーストラインとセカンドラインではレスポンスがだいぶ違う」ということが分かり，当初の想定が違っていたことが分かりました。それでは出てきたこの結果を，どう解釈したらよいか。論文の結論としては negative でよいのですが，設定が高過ぎたので，この成績自体はそれほど悪くないです。その時に，次のステップに進めるべきでしょうか。「Primary endpoint は達成しなかったが，phaseⅢ に行きます」というような言い方ができるのでしょうか。

　「もう一遍 phaseⅡ をやり直せ」と言われても，やり直すとしたら，今度はハードルを下げてやるのですから，同じ結果が出ますよね。それで，前回はダメだったものが今回は OK，というのもおかしな話です。

吉村　PhaseⅡというのはやはりphaseⅢに向けて少しでも有望な治療、すなわちphaseⅢで勝てそうな治療を探す段階なので、このハードルについては総合的に考えるべきかなと思います。

「閾値を高めに設定する」というのは臨床試験方法論上の言葉で言うと、分析感度を上げることに対応します。分析感度とは、簡単に言うと、効くものに対して「効く」、効かないものに対して「効かない」という判断を正しく行う性能のことを言います。

効かないものを「効く」と誤認してしまわないよう、分析感度を上げるというのは、臨床試験で通常好まれる保守的な立場としてはよいと思うのですが、ハードルを上げ過ぎてしまうと、今度は厳しくなり過ぎ、効くものを「効く」と判断できなくなってしまいかねません。ですので、phaseⅢで評価すべき有望なものを見つけるというのがphaseⅡの目的ですから、分析感度という整理の上で、総合的に考えるべきかなと思います。

進行肝癌に対するsorafenibの例では、phaseⅡで観察された奏効率は2～3％で、primary endpointから得られる主たる結論はnegativeでしたが、その後phaseⅢに進みました。この例の場合、腫瘍縮小だけでなくて、不変（stable disease: SD）の割合も見て、総合的に判断した上で、phaseⅢに進めようということになったわけです。これ自体、phaseⅢの結果から見れば、賢明な判断だったと言えると思います。ただ臨床試験方法論に厳格な人たちからは「phaseⅡでnegativeだったのに、なぜphaseⅢに行くのか」という批判を受けるかもしれません。その時に、「総合的に判断すると、かくかくですから、phaseⅢをすべき有望な治療です」というように批判を凌駕するほどの根拠を説明できれば、先へ進んでよいと思います。

國頭　結論でそういう主張をする論文はたくさんありますけれども、「これはどう見ても言い訳だよな」という負け惜しみのようなdiscussionが結構ありますよね。

吉村　ありますね。Sorafenibの場合は、勝てば官軍でphaseⅢに進んだのが賢明だった事例と思います。もちろん、何でもかんでもphase

Ⅲに進めてしまうと、本当は効かない治療なのにphaseⅢに進む事例が増えてしまう、αエラーが増加してしまうことになります。バランスが必要と思います。

　現状は、言い訳がましく、こじつけで「有望なのだ」と言っている場合も多いでしょう。このあたりは、個々の研究者が個々の事例で、決して盲目的にならずに、よく整理しなければいけないところだと思っています。

國頭　PhaseⅢに行ったら行ったで、小さな差なのに「勝った」という人が多いと、このJCOの論文[1]が警鐘を鳴らしています。この論文のFig 1（図1）を見ると、「2000年代になると、試験のサンプルサイズが大きくなって、survival benefitがかなり少なくなっているのだが、"positiveだった、勝った"という結論にしている」と言っています。

　最近ASCOも、clinically meaningful differenceといって、「非

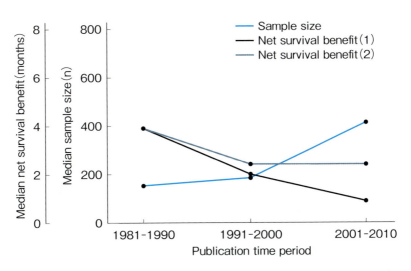

図1 ● Median sample size over time and net survival benefit reported in (1) all positive trials and (2) those that met their primary statistical end point
(Sacher AG, et al. J Clin Oncol. 2014; 32: 1407-11 [1])

常に大規模な trial をやって、ちょっと生存曲線が上に行っているぐらいの新治療なんて、要らないんじゃないか。ある程度の進歩がなければ意味がない。そういう差を検証するような trial にしよう」ということですね[2]。

一方、これに反論して「臨床試験の歴史は、少しずつ小さい差を積み重ねていって、気がついた時にはすごく大きな差になっているものだ」というような主張の先生もおられます。

これはどうなのでしょうか。一発大きいのを狙うべきなのか、少しずつ積み上げていくべきなのか。

吉村 どちらがよいと言うのは難しいですが、有効性と安全性の兼ね合いの観点が大事だと思います。毒性が高い治療法であれば、有効性もガツンと高くないと意義がないですね。たとえば 2 剤に対して 1 剤を追加して 3 剤併用を試験治療とする試験など、毒性が大幅に上回る新治療を考えます。その場合、有効性もガツンと高くなければ臨床的意味が限られてしまうと思います。

一方、毒性が同じとか、あるいは軽くなるのであれば、たとえ有効性の差が小さくても、開発する意味はあるでしょう。

■ OS か PFS か

吉村 ただ、あともう 1 つは、エンドポイントが OS か、PFS かも考慮点かもしれません。PFS の時にはちゃんとそれなりの差を出さないといけないと思います。現状は、PFS でハザード比 1.5 ぐらいの結果が出ても、OS にはほとんど反映されず、すごく小さな差しかないということもあると思います。PFS には大きめの差が必要という議論もあります。

國頭 そもそもエンドポイントを PFS にする、というのはどのくらい妥当性があるのですか。

吉村 そこは重要な論点ですね。肺癌や乳癌に限らず、大腸癌でも、PFS と OS の結果が矛盾する結果が最近とくに多く報告されるようになってきていると思います。PFS で大きな差がついても、OS では差がな

かったり、逆に、PFSで小さな差しか示せなかったのに、OSで差がついたり、という事例です。PFSというのは、生物学的な変化を測定するバイオマーカーであり、それが必ずしも臨床的な意味があるもの（clinical benefit）を測っていないのではないかということです。

國頭 もう1つはPFSを誰が測るかという問題がありますね。誰かが「ここでPDだ」と判断して、そこがイベントになって、PFSが決まるのですが。

吉村 研究者が測るか、第三者が測るか、ということですね。第三者が測ると、別のバイアスが入るから、今は施設できちんと測るべきではないかというところですかね。

國頭 施設で、治療に関わっている医師ではなくて、第三者が測る、ということですか。最近は、お金はかかるそうですが、画像資料を持っていくと「RECISTで縮小効果が何％」と測って計算してくれる、業者さんみたいな組織があるそうですね。

吉村 話が少しずれるかもしれませんが、インドに中央診断のセンターを置いて、たとえば心電図の評価を依頼する、という話は聞いたことがあります。要は担当医では、どちらの方向に偏るかは状況によるものの、多少なりともバイアスがかかるので、独立性を担保することでそのバイアスを減らそうとする努力だと思います。PFSでは、治療と関連して「早めにPDと判断してしまう」とか、逆に「PDの判断を引き延ばす」ということも想定されるため、これらを避けるためという意味もありますかね。

國頭 PD判定の話が出たので、ついでに、PDになった後に継続することについて伺います。とくに、患者さんがその薬でPDになったらその後にやることがない、というような場合は、なるべくPD判定を引き延ばしたいと思いますね。そうなると、バイアスがかかりますので、「PDになった後でも薬を使ってもよい」としておいた方がよいという話があります。

吉村 PDになった後にも使ってよいかどうかは、評価とは分けて考えるべきかもしれません。倫理的な観点とか、たとえばこれまでのデータ

に基づいて、PD後であってもその薬剤にどの程度の有効性を期待できるか。

國頭　とは言え患者の身になってみると、結構切実な問題になるんですよね。ある製薬会社が分子標的薬を開発していて、かなり有効性が期待できるようですが、治験ではPDと判定された後は、一切使用できないという規程にしています。

たとえば、脳転移が1つ出て、それが放射線治療で何とかなっても、その治験薬は一切使えない。一方、他の会社の分子標的薬ではPDの後でも、「医師が薬を使用する意義があると判断した場合は使用してよい」という場合がある。会社が「PD後は使用しない」という規定にしたら、絶対使えないのでしょうか。

佐藤　それは会社と研究者の間で、どのような約束を最初にするかによると思います。治験薬の場合ですと、効果がある間は続けて使えるのが普通だと思いますが、PDの時も使わせてほしいという希望を会社がどれくらい認めてくれるかは分かりません。PDの後に使用されるのは、会社としては都合がよくないことが多いでしょうから。

ただ、患者さんの安全上や安全性の評価上の問題で使用できない、というのは理解できますが、慣例としてだけの規定なら、患者さんの利益になるという医学的な見地から使わせてほしいという時には、使えた方がよいですね。お金という意味では、会社の負担になりますが。

吉村　会社がメリットを感じるのは難しいかもしれませんね。たとえばこれまでのデータに基づいて、PD後であってもその薬剤に有効性が期待されている状況で、OSを主に評価するのであれば、使っていた方が有効性が期待できるかもしれませんが。

PFSをprimary endpointとする場合、PD後に投与されていれば、もちろんOSにも寄与するのかしれませんが、患者さんの状態の悪化とともに有害事象の報告が増えてしまうリスクを抱えます。製薬会社にとってはデメリットと考えることができるかもしれません。

國頭　ただ、分子標的薬のようなものは、投与を急にやめると、反動でフ

レアー現象が起こるとか、よくないこともあるようです。ですので、試験としてはPDを確認するまでが臨床試験だったとしても、医療者としてはその後も使わせてほしいと思いますし、使ったらどうなるか、というのもデータになるような気がします。

佐藤 それはあるかもしれないですね。脳転移が1つ出たとしても、薬を使っていたからその程度で済んでいたかもしれないという解釈もできます。

分子標的薬などでそのような性質があるのでしたら、やはり臨床試験を計画する際に、PD後に使用する可能性も含めて話し合いをする必要があると思います。

文献
1) Sacher AG, Le LW, Leighl NB. Shifting patterns in the interpretation of phase III clinical trial outcomes in advanced non-small-cell cancer: the bar is dropping. J Clin Oncol. 2014; 32: 1407-11.
2) Ellis LM, Bernstein DS, Voest EE, et al. American society of clinical oncology perspective: raising the bar for clinical trials by defining clinically meaningful outcomes. J Clin Oncol. 2014; 32: 1277-80.

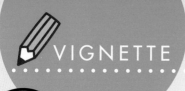

非劣性試験は倫理的か

　この臨床試験グループ（仮にJrCOG、としておく）のプロトコール審査は、実にうざったい。マスコミとか弁護士とかが出てきて「社会の良識」を垂れるのに比べればまだマシであるが、一部の審査委員は、研究を潰しにかかってるんじゃないかと思う時すらある。いやむしろ、そういう委員は、自分がもってる生半可な統計知識をひけらかしたいだけじゃないかな。
「どうしてこのsituationで非劣性試験なんてしないといけないのでしょうか。有効な治療が乏しく予後が悪いのだから、治療成績の向上を目指すべきではないですか」
「そうしたいのはやまやまなのですが、あいにく、そこまで有望な薬はないのです。この薬剤Aは、標準薬Tよりも明らかに毒性が少ないので、非劣性が証明できれば患者さんの利益につながります」
「Aの有効性は、Tよりも低いのですか」
「そうではなく、むしろ、Tより多少上回ると考えています」
「だったらそれを優越性試験で証明すべきではないですか」
「しかし、その差はさほど大きくないでしょうから、優越性を証明するにはかなりの症例数が必要で、そんな試験は組めない。優越性を証明できなくても、非劣性であれば、毒性の軽減から、臨床的な意義はあるというのは申し上げた通りです」
「まあではそれはよいとしましょう。問題はこの非劣性マージンの設定ですが…」
　この治療抵抗性腫瘍に対して唯一生存期間の延長が示されているTは、best supportive care（BSC）に比べた比較試験にてOSでHR 0.56（95%

信頼区間 0.35〜0.88) と有意な延長が示されている。新薬 A は、BSC に対するこの標準薬 T の効果の、少なくとも半分は保持していないとまずかろうと思われる。HR 0.56 の効果の半分を保持するということになると、A は T と比較して HR は 1.21 未満でないといけない。よって非劣性マージンは 1.21、HR の上限がこれを越えるようだと帰無仮説が棄却されず、A は T の効果の半分を保持することが証明されない（非劣性が示されない）ということになる、というのがプロトコールの設定である。

「誰がこんな、『このくらいは効果を日和ってよい』という境界を決めたのでしょうか」

「それは研究者の間のコンセンサスと言うか…」

「逆に言うと患者さんではないですよね。患者さんは納得されるのですか？」

「しかし、この方式は FDA でも採用されている一般的な方法のはずです」

「だから納得しろというのはちょっと乱暴のようにも思えます。それはそれとして、この非劣性マージンは大きすぎるのではないでしょうか」

「いやしかし、T の効果の半分ということから計算すると、ですね」

「それは分かるのですが、HR 0.56 というのは、単一の試験の結果ですよね」

「そうです。BSC を対照とした試験というのはそうそうできるわけではありませんので…」

「ですから T の効果の HR の信頼区間の幅は大きくて、一番小さく見積もると 0.88 にしか過ぎません。要するにかつかつですね」

「それは仕方ありません。BSC を対照とした試験では、T が有意に上回るということを証明したわけで、T の効果を精確に推定することが目的ではありませんので」

「とは言え、この A の非劣性試験では、T の効果が、どんぴしゃり HR 0.56 であることを前提としていますよね」

委員の指摘はこうである。もし、T の効果が BSC に対して 0.88 であれば、非劣性マージン 1.21 というのは明らかに大きい。単純に、0.88×1.21

では、AはBSCに対してHR 1.065、つまり全然無効ではないのか。
「しかし0.88を前提として非劣性マージンを計算すると、ほとんどHR 1.0でないといけないくらいになってしまいますので、優越性試験と同じことになってしまいまして」
「だから優越性試験であれば、仮にTの効果が『かつかつ』でも、Aが上回れば何の問題もないはずです。あと、…」
　まだあるのか？
「この治療法は、クロスオーバーしますよね」
「それは、他に治療法が乏しい抵抗性の病態ですから…」
「そうすると、OSの差が薄まってしまって、結局同じことになりませんか？　だって結果的にみんな同じ治療が、順番が変るだけで、全員に入ってしまえば、効果の差は相殺されますからね」
「はあ…」
「もっと言えば、早期にばんばんクロスオーバーがかかるような、いい加減な試験になればなるほど、OSの差は縮まって、いわゆる『同等性』が出やすくなってしまう。優越性試験では差が出にくいというのは、試験の質を担保する方向に働きますが、非劣性では逆ですよね」
「どうしろとおっしゃるので…」
「奏効率とかPFSとか、他の有効性のエンドポイントについても、非劣性の設定をつけておかれるべきじゃないですか」
「そうするとますます複雑でややこしくなってしまうので…」
「何、複雑なのは困ると。だったら優越性試験の一発勝負、OSがprimary、ですべて解決するではないですか。だから私は最初からそう申し上げている」
　チキショー、首絞めてやろうかこいつ。

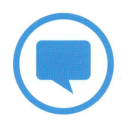

Discussion

■ 非劣性試験の問題点

國頭 次に非劣性試験の話をさせてください。ここに田中司朗先生と吉村先生の論文[1]を引っ張ってきました。

非劣性試験というのは、私は前著（『誰も教えてくれなかった癌臨床試験の正しい解釈』中外医学社）でも嫌いだということを最初に宣言しています。だからスキットの「嫌な奴」は私のことですね（笑）。新薬は、標準治療と比べて効果は同じくらいだけど、より副作用が少ないとか、QOLがよいとかであれば、治療として受け入れるというコンセプトは理解できるし、よいのですが、何かひっかかります。いちばん怪しいと思うのは、非劣性マージンの決め方です。

吉村 非劣性試験は方法論上、様々な限界、無理を現状抱えています。今の非劣性マージンも含めて、参考文献としてはICH-E10という、コントロール群を決めるための国際ガイドラインがあるのですが、(http://www.ich.org/fileadmin/Public_Web_Site/ICH_Products/Guidelines/Efficacy/E10/Step4/E10_Guideline.pdf) そこでもassay sensitivity、つまり分析感度が担保されないというところが大きな問題の1つとして議論されています。

Assay sensitivityは先ほども出てきましたが、有効な治療と無効な治療を区別する力のことです。平たく言えば、質の高い臨床試験はassay sensitivityも高くなりますので、臨床試験の質と言い替えると理解しやすいかもしれません。非劣性試験では、このassay sensitivityを担保するところに大きな問題がいろいろあります。たとえば、非劣性マージンがうまく設定できないとか、ステークホルダーの誰もが納得できるような非劣性マージンの設定が難しいとか、何をもって有効と言うかなどの問題です。

質の低い臨床試験、すなわち「いい加減な」非劣性試験を実施するとします。非劣性試験では質を下げれば下げるほど非劣性を結論づけやすくなります。すなわちインセンティブが不適切な方向に働き、いい加減な試験を実施するほど研究者が望む positive results を得やすくなります。このあたりから、非劣性試験が好きではないという人も少なくないと思います。

臨床試験デザインの好みと関連して、少し脱線しますが、たとえば「臨床」における患者さんの QOL の重要性は疑う余地がないと思います。一方、「臨床試験」における QOL 測定に関しては議論が分かれると思います。「臨床試験」における QOL 測定の重要性を低めに考えている人たちはしばしば、臨床試験で QOL をうまく、シャープに測る現実的なツールがないことを理由に挙げます。それゆえに QOL をエンドポイントにするのを否定的に考えます。QOL を是非とも測定すべき、たとえツールがなくてもと考える人とは話が噛み合わないことが多いと思います。「臨床」における QOL の重要性と「臨床試験」における QOL 測定は別の議論と思います。それと同じような感じで非劣性も好き嫌いが分かれるかもしれません。概念はみな同意できても、では具体的に、毒性が軽いとか、経口薬で簡便だからという部分をどう非劣性試験というデザインで考慮すればよいのかというところが難しいのです。非劣性という概念の重要性と、実際の非劣性試験デザインの妥当性は別の議論のように思います。

ICH-E10 や非劣性試験に関する諸々のガイドラインがありますが、誰もが納得できる非劣性試験ができるかと言うと、なかなかできないのです。私もどちらかと言うと批判的な立場で、研究者に「非劣性試験と優越性試験を悩んでいるのだけれどもどっちがいいか」と訊かれたら「どちらでも道理が立つならば、優越性試験でまず考えてみてください」ということを言います。

非劣性試験が大事だということは十分理解できるのですけれども、方法論上の限界、無理があります。非劣性試験というのは現状、誰もが納得できる適切なデザインでやるのがなかなか難しいのです。

11. 非劣性試験は倫理的か

國頭　非劣性マージンのつけ方は N・SAS-BC01[2)] でだいぶ大騒ぎになりました。

佐藤　新聞報道もされて、もめました。マージンは 7〜8% だったと思います。

國頭　何％かの非劣性マージンがあるということは、悪意を持った言い方をすると、「その何％かは生存率が負けてもよい」ということになりますね。そこに「負けてもよいと、誰が言ったのだ。私は言っていないぞ」とある患者団体が文句をつけた。

　少なくとも素人が報道の記事を読む限りは、医者側がそのマージンを決めるのは、文句をつけられても仕方ないなという感じもしました。マージンはどのように決めたのですか。

佐藤　研究者の独断でなくて、参加する研究者にアンケートで「どれくらいまでだったら、許容しますか」とたずねて、合意しました。もちろん症例数との兼ね合いとか、いろいろありますので、いくつか分析して決めました。

國頭　プロトコールを確定する際に、別の患者団体の意見などは聞いたのですか。

佐藤　他の団体の意見は聞いていません。患者さんの意見は聞いてみたいですが、非劣性の考え自体を理解して、議論するのは難しいように思います。「負けてもよいという設定をするということはとにかく許せない」という反応になるのは理解できます。

吉村　臨床試験に慣れている研究者でも、いまだに非劣性試験のことはよく分からない、あれはどう理解すればよいのかというおたずねはよくいただきます。ましてや「当事者」である患者さんだと、なかなか難しいのではないでしょうか。

國頭　前著でも、吉村先生から「非劣性というのは負けていないことを証明するわけではない」とご指摘いただきましたよね。負けていないことを証明するのは優越性試験であって、非劣性というのは「ちょっとぐらい負けていることを許容して、大負けしていないということを証明する」ということですね。KO 負けではなくて、判定負けぐらいの

佐藤　そうです。ですので、主解析でその判定負けになってもよいからには、他のこと、たとえばQOLとか毒性でよいところがないとだめなんです。理想を言えば、「だったらQOLとか、勝ちたいところで優越性試験をやって、勝て」と言いたいです。

國頭　N・SAS-BC01ではOSで非劣性マージン何％だから、多少は「負けてもいい」設定になっている。その代わりに、secondary endpointの何かでこのくらい勝たなければいけない、という設定はあったのですか。

佐藤　QOLは、UFTの方がずっとよいだろうという予測はありました。実際のデータでも、QOLはUFTの方がよかったですし、副作用も少なかったです。

　OSは、CMFとUFTはほぼ同じでよかったのですが、QOLのよさだけを理由にUFTを積極的に推奨することはできないですね。「OSも大負けはしておらず、QOLもよいので、UFTも悪くはない」という表現になると思います。

國頭　ですから、非劣性が証明された時には、「この治療でもいける」という話にしかならない。優越性試験だと、挑戦者が勝ったら、旧チャンピオンは明らかにチャンピオンの座から転げ落ちるわけですよね。非劣性というのは非劣性が証明されて、優越性は証明されなかったとして、従来のチャンピオンは「負けてはいない」から相変わらずチャンピオンの称号を持っているわけです。

吉村　しかしそれも毒性と有効性のバランスになると思います。標準治療の毒性が強くて、挑戦者ではそれがかなり軽減されていて、誰もが納得できる非劣性マージンとともに非劣性が証明されたとします。そういう場合、挑戦者がチャンピオンに代わりうるのかなと思います。もちろん、非劣性マージンが毒性とのバランスで適切に決められているということを前提とした話ですが、毒性が明らかに低いというのであれば、そちらを標準として選択するという整理もあるように思います。

11. 非劣性試験は倫理的か

國頭 しかし、非劣性を証明した新しいチャンピオンをコントロールとして、もう1回非劣性をしてもよいのか、というまた別の疑問が出てきますね（図2）。これを bio-creep とかいうそうですが。

吉村 非劣性、次もまた非劣性で行くと、いつか best supportive care（BSC）に負けることがよく知られています。そこが難しいところですね。

國頭 だからこれを避けるためには、非劣性試験は繰り返してやってはいけないということになる。だとするとやはり非劣性で新しい「標準」になったものは、暫定チャンピオンみたいなもので、その次の試験では、優越性試験で勝たなければいけないという理屈になると、私は考えています。

あと、マージンの決め方に欠点があるということについて。実際に田中先生と吉村先生の論文によればマージンをいろいろな論文が決めているが、いずれも根拠が薄いということですね[1]。

吉村 マージンの決め方も、標準的な方法はありません。この論文でも大原則としていますが、基本的な考え方としては ICH-E10 の方針をもとに整理すべきと思います。

日米欧の規制当局も含めた議論では、BSC に負けたらいけないの

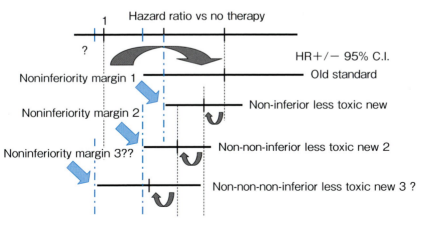

図2 ● Biocreeping

で、コントロール（対照）とする治療とBSCとの差をいくつにするかを想定して設定することがしばしば強調されます。現状日本で実際によく使われているのは、研究者がエイヤッと決める方法ですね。たとえば毒性を鑑みて、ハザード比1.3に決めるとか、1.35に決めるとかです。

　残念ながらどちらも、臨床試験方法論上、みなが納得できる標準の位置づけには至っていないと思います。ですので、みなさんが納得するような方法がないというのが現状だと思います。

國頭　そのBSCに負けないように設定するという方法にしても、この論文にあるように、BSCそのものが実際に行われるtrialのアームではないわけなので、仮想的に計算するということですね。

吉村　ICH-E10などでは、3群試験、つまり試験治療と標準治療とBSC（プラセボ）の同時対照試験も提案しています。このような3群試験を用いれば、assay sensitivityに関する様々な問題は解決できると整理されています。ただし、その後もいくつか試みはされているのですけれども、このような3群試験は必ずしも標準にはなっていないです。

國頭　そんなこと言われたって、プラセボをコントロールにできるぐらいだったら、苦労しませんよ。そもそもそれをやらなくてよいように標準治療ができているわけですから。

吉村　そうですよね。たとえば2対2対1で、プラセボにあたる人を少なくして、ランダム化するといったことも時に提案されるのですが、根本的な解決にはなっていないと思います。

■ **患者にどう説明するか**

國頭　非劣性試験で、患者さんに説明する時は、何かいつもと違うことがありますか。

佐藤　「挑戦者の治療には、他によいところがあると考えられますが、だからと言って、生存とかPFSが大きく劣っているというのでは話にならないので、それを比較しています」という説明になるかと思いま

す。

國頭　「標準治療はきついのだけれども、ふつうにやっているよい治療ですよ」というのと、「挑戦者はやさしいのはやさしいのだけれども、効果はまだよく分からない」というのを比較している、ということですね。

佐藤　「大きく劣っていないことは予想されるので、それを検証しよう、というのが試験の目的です」という説明です。

吉村　是非とも伺いたいのですが、患者さんに試験の説明をされる際に「非劣性マージンはこれくらい」というお話も含まれうるのでしょうか。優越性試験では有意に勝っていればいいので、予想している効果の差がいくらであっても、患者さんの意思決定プロセスにおいて必ずしも大きな問題にはならないかもしれません。ところが非劣性試験の場合は、非劣性マージンが試験の肝です。これがいい加減に決められていたとしたら、残念ながら自分が参加しようとしている試験の重要性が疑われてしまいます。もしも私が患者なら、非劣性マージンがいくつであり、それがいい加減なものではないか是非聞きたいです。私が臨床試験を専門とする統計家だからかもしれませんが、あまりにも非劣性マージンが大きいと、参加する意義がないという意思決定をしたいと思います。

佐藤　私ははっきり数値は出さないですね。PFS、OSだったら「だいたい同じぐらいか、少し劣るかもしれない」という表現をします。

「片方は35％で、片方が30％と見込んでいます」ということは言わないです。実際にそうなったらまずいわけです。したがって、表現としては「あまりにも劣っていたら困るので」くらいで、具体的に「その幅が何％です」とは言わないです。

國頭　話が非常にややこしいのは、たとえば「5％負けていたらアウトだ」という時に、実際に5％負けてしまったら、非劣性は絶対に証明できない、つまりだめなわけですね。

「5％負けていることを許容する」ということは実際に出たデータが5％負けていることを許容しているわけでも何でもないということで

佐藤　デザインする時にそのように考えているというだけで、実際にそれが出たら negative な結果ということになります。

吉村　実際に 5％劣っているという結果だった場合は、さらに劣っている、すなわち 10％、15％劣っている可能性も否定できないということですね。

國頭　ですから、それで試験は negative ということになります。N・SAS-BC01 で、非劣性マージン 7％ということは、「7％負けてもよい」ということを言っているわけではない。差の信頼区間の一番悪いところが 7％で、よい方に収まっているということを設定しているわけですね。

佐藤　「結果は信頼区間のどこかに入るのだけど、それはやってみないと分からない」ということを理解するのは、とても難しいことだと思います。患者さんの団体には、統計家も入って説明しましたが、どうお話ししても、「7％負けていてもよいということですね」という解釈から離れてくださいませんでした。

國頭　「どう転んでも負けは 5％以内で済むように設定している」ということを、一般の人が理解できるように説明するのは大変難しいですね。ですから、説明とすれば「挑戦者にはこういうよいことがあるから、いつもやっているきつい標準治療と同じぐらい効くことを証明したい」という説明になりますかね。

佐藤　生存が劣っていたら元も子もないので、それを検証したい、ということをご理解していただけるように説明できればよいと思います。

■ ハイブリッドデザインとは

國頭　非劣性試験を企画する時に最近よく見かけるのは、ハイブリッドデザインと称するものですね。対立仮説が「効果同等」ではなくて、「ちょっと上回っている」としています。一方、帰無仮説は非劣性マージンだけ負けているというもので、この関係も非常に分かりにくいですね。

11. 非劣性試験は倫理的か

吉村 　非劣性試験での患者さんへの説明の話にもありましたが、同じであることを評価するものです。その前提としては毒性の軽減など、その他のメリットがあるべきで、そう考えると自然なアプローチではないと思います。全く同等だったら、その治療を採択しようと考えているのに反して、同等では不足、上回っていないとダメだという試験デザインを採択するのは不自然に感じます。

　そもそも、JCO で Freidlin らが提案したオリジナルのハイブリッドデザイン[3] ではこの試験デザインに内在する検出力の低下に関しても言及されていて、少々意味合いが異なっています。この原著論文では adaptive design といって、初めは症例数が少なめにして、あるところで中間解析を実施し、もし有効性が対照群に比べて、試験開始時に想定していた「ちょっと上回っている」可能性が早期に否定され、よくても同じぐらいである可能性が高かったら、同じでも非劣性を示せるように、症例を増やすという方法です。「ちょっと上回っている」場合に非劣性を示す方が、ハードルが低くなり、すなわち症例数が少なくて済むというのが、いわゆるハイブリッドのからくり、メリットです。しかしながら、それだと本当は同等だったとすると、今度はその症例数では精度が不足し、すなわち非劣性を示すハードルが高くなってしまうので、精度を上げるために途中で amendment をかける余地を残しておくというアプローチです。

　NCI の統計家は、臨床試験の途中の結果に基づいて、症例数を変えるという 2 段階の方法も含めて提案しています。2 段階を考えず、1 段階目のところだけ「症例数が少なくなるのだったら、それはいいね」と、デメリットを考えずにメリットのみをクリームスキミングしているようではどうでしょうか。不幸にも、臨床試験方法論と実際の臨床試験での応用の間で行き違い、大きな誤解が生じてしまっているようにも思っています。

國頭 　非劣性試験の悪口を言っていたら、ある先生は、「とは言いながら、やはり非劣性試験というのはまだ歴史が新しいから、これから改良を重ねてよくなるというように、長い目で見てくれ」と弁護をされてい

ましたが、そうなんでしょうか。

吉村　先ほど述べた臨床試験における QOL 測定も、方法論的にはなかなか進歩していないですね。非劣性試験も同様に進歩に時間がかかる部類と思っています。非劣性試験も、ICH-E10 が出て 20 年ぐらいになると思いますが、あまり進歩していないのが現状です。

　　　ですから、長い目と言っても、どこかで画期的なブレークスルーがあれば別ですが、なかなか難しいのかなと思っています。努力しなければ状況は変わりませんので、方法論も着実に開発を継続していくべきですが。

■ QOL をどう測るか

國頭　ついでにもう 1 つ、secondary endpoint で勝つことをどう証明するか、という話をさせてください。QOL について、「QOL がこのくらい勝っている」ことを最初の段階で予想することはできるのでしょうか。

　　　毒性であれば、たとえば、吐き気は A 薬では 60％、B 薬では 30％で、このくらいの症例数があれば、有意差が出るだろうというのは分かりますし、最初から設定もできるでしょう。しかし、QOL のスコアが「B 薬が A 薬に対して 0.1 勝つ」ということは予測できるものなのでしょうか。

佐藤　ピンポイントで吐き気とか身体の活動状況などは評価できますが、QOL 全体というのは難しいでしょうね。治療がよかったかどうかは、患者さんご自身に「やってみてよかったか、よくなかったか、変わらないのか」を言っていただくしかないと思いますが、それを評価するのは難しいですね。

吉村　QOL はもともと多次元の概念（multi-domain）ですので、なかなか難しいところが多いと思います。EQ5D など単次元に要約することを意図したものも使われていますが、本来は多次元のものなので、一次元の有効性、primary endpoint との間で、専門の医師も患者さんも誰もが納得しやすいように、きれいにバランスをとるのはな

佐藤　QOL は患者さんの主観を調べるものですが、医療者が判断するところが多いですよね。吐き気にしろ、自分で書いてもらうというよりも「吐き気はありましたか」とたずねて記録して、それを評価しますね。患者さん自身による報告、patient reported outcome（PRO）は、そのあたりを克服できるのでしょうか。

吉村　今開発されているところで、CTCAE-PRO というのがあります[4]。

國頭　吐き気や神経毒性などの評価は、QOL の指標というより、毒性を「ちゃんと、患者さんが感じる本物の毒性として測ろう」というものですよね。それを QOL と一緒くたにしてよいかどうかわかりませんが。

　ところで、今、癌診療拠点病院の条件として、患者さんに「吐き気はどうですか」「痛みはどうですか」「眠れますか」とたずねてスコアを取って、カルテに転記するのが必須だそうです。それは、臨床試験などでの QOL の調査とは考え方が根本的に違っています。研究の場合は、バイアスがかかるので患者さんから取った QOL スコアは担当医の目に触れないようになっていました。A 薬の治療群の方が吐き気が強いと分かれば、そちらの方に吐き気止めを増やしたりすることもあるでしょうし、患者さんの方としても、担当医に QOL 調査票を見られるとなれば、本当の答えを書かないかもしれない、ということがあるからですね。

　しかし、拠点病院に義務づけているのは、患者さんから得られたスコアを見て、痛み止めを増やすようにする、ということですね。ですので、患者さんのデータを取るのはよいのですが、それをどう利用したら科学的なのか、どう解析したらよいか、私にはよく分かりません。

佐藤　データの利用はともかく、少なくとも患者さんとしては、「痛い」と言ったら、痛みを緩和してくれることを期待しますね。

國頭　今でもそうかもしれませんが、以前、私が見聞きしていた臨床試験

では、QOL の症状スコアの調査票を患者さんが自分で記載して、封筒に入れて封をして QOL 事務局に直接送っていました。私が JCOG の小細胞癌のトライアルで QOL 評価をした時には、そんなまどろっこしいことをしていたら欠測が増えるだけと考えて、医者が患者さんにたずねて調査票を記載して FAX することにしていました。この時は QOL を研究している方々からは邪道であると囂囂たる批判を受けましたが、それでは QOL のスコアはどのように取ったらよいのでしょうか。科学的な評価の対象としての QOL と、日常臨床で使う QOL は、二律背反みたいな感じです。

佐藤 患者さんご自身も、本音の QOL と、医療者に申告する QOL で違ったりすることもあるでしょうから、難しいですね。

文献
1) Tanaka S, Kinjo Y, Kataoka Y, et al. Statistical issues and recommendations for noninferiority trials in oncology: a systematic review. Clin Cancer Res. 2012; 18: 1837-47.
2) Watanabe T, Sano M, Takashima S, et al. Oral uracil and tegafur compared with classic cyclophosphamide, methotrexate, fluorouracil as postoperative chemotherapy in patients with node-negative, high-risk breast cancer: national surgical adjuvant study for breast cancer 01 trial. J Clin Oncol. 2009; 27: 1368-74.
3) Freidlin B, Korn EL, George SL, et al. Randomized clinical trial design for assessing noninferiority when superiority is expected. J Clin Oncol. 2007; 25: 5019-23.
4) Basch E, Reeve BB, Mitchell SA, et al. Development of the national cancer institute's patient-reported outcomes version of the common terminology criteria for adverse events (PRO-CTCAE). J Natl Cancer Inst. 2014; 106: dju244.

IRB 承認の問題

　我々臨床研究者にとって、IRB 承認は悩みのタネである。私もいくつものJCOG 試験研究をやったが、重箱の隅をつっつくのを本業としているのではないかと疑われるくらい細かいデータセンターのチェックを受けてやっと完成したプロトコールを、プロトコール審査委員会で専門外の委員からサンドバッグのように叩かれる。こいつ全然分かってないじゃん、というのをぐっと抑え、「ご指摘ありがとうございました」とか返事しなければいけないのは極めて苦痛である。

　だが、まだ JCOG 内のことはどうにかなる。何と言っても、審査する側も研究者であり、最後は何とかなるのである。本当の問題は、それが通った後である。各参加施設に、施設 IRB 承認を依頼しなければならない。

　だいたい、何で施設ごとに IRB なんてあるのだろうか。それって、「倫理」は日本の中でバラバラであることを前提としているようではないか。

　実際、「倫理」は施設によってバラバラである。JCOG が承認し、参加施設のうち国立がん研究センターの IRB が通過した時点でほとんどフリーパスの施設も多いが、うるさい施設はやはりある。

　今日もいくつかの施設から、メールで泣き言が入ってくる。

「こういう先鋭的な研究に、うちみたいな地方の民間病院が参加しなくてもいいんじゃないかって」

「いや、ですけど、先生の病院はこの疾患の症例数が多いですし」

「そうなんですけど、せめて他の施設で何例か治療が完了するまでは参加を見合わせろって。それがダメなら、どうせ症例数はあるのだから、プロトコール始まる前に 1～2 例やってみて、あたりつけたらどうか、って言われ

ましたけど」

「そんなのアリですか？」

　だけど実際、「1～2例やってみたけどこれこれだった」という「データ」があると、いろんなプロトコールが通りやすいのは確かである。その前に「データ」の出所を突っ込めよ、と言いたくなるが。

　何にせよこういうのはまだかわいい方で、「うちだけには特別の倫理が要求される」という手合いはかなわない。

「データの二次利用、ってのがありますよね。そういう時には、参加者から改めて同意を取れって」

「いや、ですけど、これはJCOGのポリシーでも承認されていて、第一、個人情報は全部消された状態ですし」

「私もそう言ったんですけどね、他の施設はともかく、T大だけは特別な倫理的配慮が必要だと」

　世の中の誰も「T大が特別だ」なんて思ってねーよ、全く。何か妄想に憑りつかれてるんじゃないのか？

　もっと甚だしいのは、ある日突然「倫理」の基準もしくはローカルルールを変えてしまうのがある。

「倫理委員長、つまりうちの院長なんですけどね、患者の生年月日や院内ID番号を出すのはまかりならんって言い出して」

「先生のところ、今までOKでしたよね。今回はどうして？」

「分かりません。何かあったんですかね。だけど院内では誰も院長に逆らえないし、事務方はもちろん、研究が通らなくったって全く困りませんから、協力してくれるはずもないし」

　そんな、個人でその地域の「倫理」を決めてしまっていいのかよ。ヒトラー以上だな。

　こういう、「ウチだけは特別」という奴は論外としても、繰り返しになるが、どうしてIRBというのは各施設バラバラに審査するのだろうか。

　いや、まだJCOG試験などでは、施設の一部から出された指摘を元プロトコールに反映して、すぐに改訂する、なんてこともできないではない。し

かし多施設共同治験などでは、プロトコールはfixしてしまっているから、IRBにできることはこれを「丸呑み」するか、参加しないかの2つに1つしかない。だから仮にプロトコールの不備を発見したとしても、それを反映させることはできないのである。

　しかし一方、プロトコール作成する側としたら、そういう有用な指摘よりも、ほとんど因縁つけてるのかお前は、という「指摘」の方が多いのも事実である。

　要は、各施設にIRBをばら撒いて、数多くの、ものの分からない有象無象に「審査」させるのが問題なのである。ああいう連中の「資格審査」を誰か導入してくれないものか。

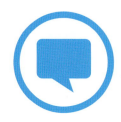

Discussion

■ なぜ施設ごとに IRB があるのか

國頭　研究を審査する倫理委員会、IRB について取り上げたいと思います。今日本で倫理委員会は 3000 もあるそうです。大小様々な病院それぞれにあるということで、それでは質が低くなるのは当然だろうと思うのですが。

　そもそも、何でまず倫理委員会というのが各施設にあるのかという根本的な疑問があります。イスラム教原理主義と日本で倫理が違うというのはわかりますが、同じ日本の中で A 施設の倫理審査委員会と B 施設の倫理委員会が別々に審査して承認しなければいけない、というのはどういうわけでしょうか。

佐藤　なぜ倫理委員会が必要かというところですね。倫理委員会がアメリカで生まれた時のコンセプトは、科学的正当性と倫理的妥当性を確認する、ということです。科学的な意義があって、患者さんにも大きなリスクはないだろうということを確認して、その研究の実施を承認するということです。研究の中味は一般の人が見たのでは分かりませんから、興味を共有している研究者仲間でピアレビューして実施する価値を判断しなさい、ということです。

　ですから、1 つの臨床試験を 10 施設でやるのでしたら、科学性の審査を 10 施設それぞれでやる必要はなくて、どこかできちんと審査すればよいことになります。各施設では、自分の施設でその臨床試験をやって大丈夫かを確認するのが役割だと思います。たとえば、臨床試験を担当する医師がしかるべき技能を持っているかとか、CRC はいるのか、データを集めるための体制はできているか、患者さんの安全は確保できるか、という部分を審査します。現在はこのあたりの整理ができていなくて、効率もよくないです。

12. IRB承認の問題

しかし、仮にしかるべき1つの倫理委員会が審査したとしても、そこが実質的な審査ができなければ、大きな問題になります。私の経験では、すでに中央の施設で審査して承認されたというプロトコールを拝見した時、どう考えても科学的な意義や方法が適切ではなくて承認しかねるものだったので「プロトコールの体をなしていない」というコメントを出したのですが、1参加施設の倫理委員会の意見ですので、採用してもらえなかったようです。これが日本の大きな問題の1つですね。

國頭 幹事の大学の倫理委員会がすでにOKを出していたということですね。そして、全国の参加施設に、「これをやるから、みなさん参加してください」と言ってきた。

佐藤 ですので、参加施設の倫理委員会が審査してコメントを出したところで、何ともならないのです。

國頭 New England Journal of Medicineに出た論文[1]でも同じ議論がされています。多施設共同の場合には参加施設の1つが「問題あり、訂正が必要」と言っても、他の9施設が全部「これでオーケーです」と言ったら、修正することはできない。修正したら、また9施設に送って再び審査することになってしまう。

佐藤 そうなると、参加施設での審査やコメントは意味がないですし、事実上、参加施設は、丸のみして引き受けるか、引き受けないかのどちらかになります。

國頭 それに、ある施設で委員が問題を指摘しても、参加しないことになれば、そのコメントが反映されることも、当然ないわけですね。

佐藤 そうなると、審査委員のやる気もなくなってしまいます。

國頭 プロトコールが改善される可能性もなくなります。

結局、各施設での承認は、たとえば「ロボット手術の臨床試験をやる」となった時に、「当院ではロボットがないのでできません」というレベルの話になります。しかし、そのために各施設に倫理「委員会」まで作る必要はないですよね。委員長1人が「何とか君、この手術できる？ できない？ じゃあ、入れないね」でよさそうな感じ

佐藤　日本に3000の委員会は必要なくて、むしろ地域単位で、実質的な審査ができる委員会が1つあればよいと思います。

　日本にはさらに根本的な問題があって、かつて調査をしたことがあるのですが、臨床試験の審査が審査になっていません。科学的に大いに問題があるプロトコールでも、1人の委員以外の数人の委員は「倫理的に問題ありません」という答えを返したりします。プロトコールもなっていないのですが、倫理審査をまかされた委員自体が、「審査は何をどうするのか」ということを理解していないように思います。

國頭　JCOGなんかのは倫理委員会ではなく、プロトコール審査委員会と言っていますよね。あれは医者以外の委員がいなければならないというような、「倫理委員会」の規定を満たしてはいないそうですが。

佐藤　科学的妥当性があるかどうかは、JCOGのような専門家集団がきちんと見る必要があると思います。そのようなところが承認すれば、参加施設でちゃぶ台返しのような意見が出ることはないでしょう。そうしたら、各施設では、実践的な部分を審査すればよいということになります。

國頭　JCOGが少し卑怯なところは、JCOGの委員会は倫理委員会ではなく、試験の実施を認可したのは施設の責任である、としていることです。

　参加各施設からはよく、「がんセンターの倫理委員会は何と言ってるのか」と聞いてきますね。各施設ではがんセンターでのIRB承認の書類を添付して審査にかける、ということをやっているようです。

佐藤　科学的な妥当性については、どこかできちんと1回審査をすれば、問題ないと思います。しかし、その条件として、審査した倫理委員会が適正であることが大前提ですが、それを保証するのは難しいですね。倫理委員会の質をどう保証するのかというすべを作るところから必要です。委員会の運営の手法も必要で、委員から単なる難癖のような意見が出ても、そのまま研究者に返されたりもしますが、困りますよね。

國頭　私にも経験があります。多施設共同研究で、プロトコール改正の審

査を各施設にしてもらわなければならなくなりました。その研究は症例集積は終わっていたのですが、解析の時にイベントが少ないから、エンドポイントを変更する必要がありました。そこである施設から泣きが入りました。そこの委員会で、「私はそれを許せない」と言う委員が１人おられたらしいです。その人がどうしても納得できないと強く主張したため、委員会が進まなかったそうです。委員が自分の良心に基づいて「これはだめだ」と主張したら、それは認めないといけないのでしょうか。

佐藤 もう１つの日本の倫理委員会の問題は、本来はボードであるべきなのが、その機能が理解されていないということです。委員のコメントが妥当かどうかは、委員会内で話し合って最終的には委員長が判断して、その結果を研究者に返すということが必要です。

仮に、委員の誰かがエキセントリックなコメントを述べたとしても、ボードの中で「この意見はかれこれの理由で採用しないでいいですね」という判断を下さないといけないのですが、これができていないですね。

吉村 委員の意見が整理されないまま全部列挙されていて、「それにすべて回答し、計画に適切に反映すること」と指示されることも多いですね。

佐藤 そうすると、正反対の意見が併記されたりしていて、研究者は返事に窮することになります。

國頭 申請者からすれば、審査してもらっている立場ですから、「委員の意見が間違っています」と言うのは憚られますね。

佐藤 研究者の中には、倫理委員会を警察や裁判所のようなものと捉えている人が少なくないのですが、科学的におかしいコメントについては、「あなたの言っていることは科学的に変だ」というようにきちんと反論したらよいと思います。

私も、ある非劣性試験の審査を申請した時に、「A治療とB治療のランダム化比較試験をするなんて、非倫理的だ」「劣っていてもよいというのはとんでもない」という意見をもらったことがあります。そ

んなコメントにはまともに反論しなければいけないですね。疲れますけど。

國頭 　倫理指針の検討会でも委員のありようについては問題になっていて、IRB 委員の教育が義務化される見通しなんだそうです。何かセミナーを受ける、とか何とかになるのでしょうけれども、受けたらオーケーなのか、という話でもないように思います。

佐藤 　倫理委員会の審査というのが何であって、何をどのようにすべきかということを理解されている方は、日本では少ないと思います。

■ 外部委員・専門外委員の役割

國頭 　倫理委員会の、科学を専門としない人の役割は何でしょうか。弁護士さんとか、一般市民の人に入ってもらいますよね。以前、遺伝子解析研究の倫理委員会に指名された「一般市民」の知り合いから、「プロトコールは読んでも分からないし、俺は何をすればよいのだ」と相談されました。私が、「あなたに要求されているのは、説明文書を読んで、理解できるのかどうかなので、そこだけ見ればいい」と答えたら、「だったら、できる」と安心していました。

　そういう委員まで、そもそも非劣性とは何かというような知識を身につける必要はないですね。

佐藤 　もう1つの誤解は、科学の専門の人と、それ以外の人の役割というのが切り分けられていないことです。科学者の集団は科学的な合理性や実施する意義があるかどうかを見るのが役割です。それ以外の人たちは、たとえば説明文書が分かりにくいとか、「血液を2日間で20回取ります」というような計画になっていた時に「それは多すぎるのでは」というところを指摘するのが役割ですが、そのあたりが理解されていないように思います。もう1つ、非科学の委員の役割として、科学者たちがきちんと審査をしているというのを脇で見ることがあると思うのですが、それも理解されていないように思います。

國頭 　ピアレビューがピアレビューになっているかをチェックするということですね。それに、非科学の人たちが、科学的な部分に意見を述べ

12. IRB承認の問題

て、それが的外れな時は、委員長が対処しないといけないですね。

佐藤 委員長の役割は大きいと思いますが、そこも理解されていない部分です。委員長は、病院の副院長とか幹部の場合が多いと思いますが、臨床試験を実施した経験もないし、関わったこともない、という方も多いです。そうなると、ボードの長として意見を縮約するということもできかねるでしょう。

吉村 たとえば大学によっては、臨床研究の倫理委員会が教授で構成されています。同様に、実効性のある審査はなかなか難しいと思います。縦割りにより、実質的な議論もなにもされずに、プロトコールは素通り、ということであれば実質、倫理審査が機能していません。

佐藤 「○○先生が出してきたプロトコールに、文句をつけられませんよね」のような話になってしまって、どうにもならないこともあります。

吉村 いっそのこと全員外部の人にしてしまった方がよいのでしょうか。

佐藤 すべて外部の人だと、今度は当事者意識がなくなる可能性もありますし、実は内部の人の家族だった、ということもあります。外部の一般人の委員を選定するのは、どこの施設も苦慮していますから。

吉村 ところで、大学の文学部の先生は、一般市民になるのでしょうか。

佐藤 私は、相応の見識があればそれでよいと思います。

吉村 大学教員にのみ限るものではないのですが、一定の研究経験を有した方の方が、議論もより建設的にできるのかなとは思います。

國頭 委員に対する謝金はどうでしょうか。旅費ぐらいは出るのですか。

佐藤 外部の人には、交通費程度ですが謝金が出ることは多いです。

國頭 やはりボランティアというのは、よくないと思います。Qualityを下げますから、適正な対価は必要じゃないでしょうか。

佐藤 私もそう思いますね。きちんとプロトコールを読んでコメントを出したら、1万円出すとかすべきだと思います。韓国はそうしていると聞きました。

吉村 Qualityが担保されるのであれば、身内の教授の先生が並んでいるよりも、報酬を与えても外部のアクティビティが高い人に審査をしてもらう方がずっとよいと思います。

國頭　内部の人がボランティアでやる、というのでは、面倒な雑用としか思わないですね。

佐藤　審査には手間ひまかかりますから、形骸化してしまっているところも多いと思います。しかし、倫理委員会は、患者の利益を守るところですから、形骸化したものが存在していること自体、非倫理的と言わざるを得ないです。ない方がましかもしれないとも思います。

國頭　手続きをきちんとしようとだけ思えば、役所仕事のようになってしまって、中味は見ないということになるのでしょうね。

吉村　研究者が何でもかんでもやりたいというのを規制するのであれば、法律のようなものが必要かもしれないですね。法制化することでデメリットも生じるのかもしれませんが、倫理委員会は強制力のある形で作った方がよいのではないでしょうか。

佐藤　何の根拠もなく「きちんとやりなさい」というのは無理ですので、法的な根拠は必須だと思います。ただし、原則だけ作っておいて、中身については研究者の自律と自治にまかせるというやり方が必要と思います。

吉村　いずれにしても、重大な責務があるのに、ただただ「ボランティアでやりなさい」というのは無理も生じ得ますね。

佐藤　倫理審査委員会の改革は一朝一夕にはできないと思いますが、法制化することで資源が確保できたりしますので、それを担保する意味でも必要かなと思います。

■ 外科領域における審査

國頭　最後に付け足しで、外科的な手技の工夫などをどうしたらよいかという点を考えてみたいと思います。

外科での新しい手法はあらかじめ予定するものではなくて、実際に手術をやりながらパッとできてしまった、その場でやってしまったというようなものがありますが、その評価はどうしたらよいのでしょうか。「今後この新しい手法でやります」ということを倫理委員会に提出するのでしょうか。

佐藤　確かに、外科の手法では、「ちょっと工夫したものを試してみよう」というアプローチをしますね。しかし、パイロット的にやってみて「ある程度行けそうだな」と思ったら、あとは検証する必要がありますので、通常の研究の作法に乗せるのがよくないですか。

國頭　ただ、「ある程度パイロット的に」という、本当はそこが一番危ないわけですよね。この先生だったら許される、程度の判断基準しかないような気がしますが。

吉村　私の知っている方が膝関節の手術を受けた際、失敗したそうなんです。その時に外科医が「実は新しい機械を使ったんですよ」と誇らしげに言ったようです。患者も医療関係者で、外科医はリスクのある発言をするなと感じたそうです。新しい機器や技術は患者さんにとってよいことという整理で誇らしげに語ったと思われますが、新しいがゆえに未知のリスクもあります。手術の難易度にもよるかもしれませんが、実際に失敗されたこともあり、「慣れた手技でやってくれた方がよかった」ともなります。

國頭　新しい機器でも製造承認が下りていてアメリカではすでに標準治療として使用されているのであれば、「研究」でも何でもなくて、ただの「新しい日常の技術」ですよね。だからその先生も、「研究対象にした」という意識はなかったんじゃないですか。

佐藤　しかし手術であれ機器であれ、新しいものは何でも「一番最初」がありますね。それは紛うことなき「研究」になる。

國頭　そこのところを追いかけていけば、きりがなくなる。ただ、倫理委員会に出す時に「最初の1人、2人は闇でやりました」とは書きにくいのですが、その一方、「2人でやってうまくいった」と書けば、倫理委員会も「そうか」と納得してくれやすい。「その2人はどういう手続きでやったのか」と突っ込まれることはまずありません。

吉村　わが国の先進医療Bの制度では通常、自験例を求められていて、phase Iやphase IIを先進医療Bで実施する際も、その前に自験例が少数例、たとえば5人くらい必要ということになっています。これも、臨床研究として実施されるべきと思うのですが、臨床試験とし

國頭 　ての実施は求められていません。
　　　本当はそこの「5例」のところが一番危ないはずですね。そこでだめなら、その先の試験も医療も成り立たないのですが、いわばブラックボックス的になっているわけですね。

佐藤 　何をやるか、どうやるかもまだ定まっていないところでプロトコールも書けないですね。しかし、「1例目からプロトコールを書け」という決まりにしておけばできなくはないですね。

吉村 　外科手術ではしばしば、日常診療とそれを踏み越えた試験治療の境界線が微妙になってしまうと理解しています。

國頭 　それを言えば教授が若い人の手術を指導する際に、「この患者について、君は初めての手術だが、ちゃんと切れるかどうか、やってみたまえ」というのも、トライアルと言えば、これが一番のトライアルかも知れない（笑）。

吉村 　外科領域でも、どういうものを試験的介入として臨床試験を実施すべきかという整理が日進月歩で進んできていると感じていますが、現時点ではなかなか明確な結論は難しいのでしょう。また一方で、外科領域の特徴を無視して、臨床試験方法論をあまりに厳格にあてはめ過ぎると、外科手技の発展を不必要に阻害することにもなりかねません。慎重な整理が求められますね。

佐藤 　しかし、とある施設で、チャレンジ精神旺盛な外科医が1人で新しい手技に挑み、うまくいけばよいのですが、失敗されたら困ります。次につながるデータを得るという意味では、記録も残す必要がありますね。したがって、施設では、研究プロトコールと同じような「実施計画書」を出してもらって、倫理委員会のような組織で実施の正統性や対象者の福利の保護がなされていることを確認することが必要だと思います。このような手技を施設としてどう扱うかを院内ガイダンスとして明文化しておくのがいいでしょう。

文献
1) Menikoff J. The paradoxical problem with multiple-IRB review. N Engl J Med. 2010; 363: 1591-3.

第3部

試験と治療の境界

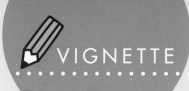

13 臨床試験参加の本質は利他的なものか（その1）

　本稿ではBRIM3と呼ばれる、悪性黒色腫（malignant melanoma: MM）に対する分子標的薬vemurafenibのランダム化比較試験（N Engl J Med. 2011; 364: 2507-16）について紹介する。

　MMは悪性度の高い腫瘍として知られ、転移をきたしたものは極めて予後不良である。加えて治療抵抗性であり、FDAで承認された唯一の薬剤であったdacarbazineは、phaseⅢ trialsでの奏効率7〜12％、PFSは1.5か月程度でmedian survivalも5.6〜7.8か月という惨憺たる成績しかない。その上、この薬は吐き気など毒性も強い。「こんなのしかない」この標準治療が、「ないよりマシ」かどうかについても専門家の見解が分かれるくらいであった。

　この悪性黒色腫の約60％に、MAP kinase pathwayのうちのBRAFにactivating mutationがあり、その90％程度はアミノ酸600のバリンがグルタミン酸に変わったV600Eという変異である。この変異によってBRAFが恒常的に活性化され、MAP pathwayの下流にシグナルが伝わる。これは非小細胞肺癌のEGFR activating mutationなどと同様に、腫瘍細胞の増殖がそのシグナル系に依存する、いわゆるoncologic addictionをもたらすもので、治療の標的候補になる。

　Vemurafenib（PLX4032、Roche）はこのV600Eを選択的に抑制し、早期の臨床試験でこの変異をもつ黒色腫に対して高い（80％以上）奏効率を示し、効果持続期間も少なくとも7か月という、従来の化学療法に比べてほとんど劇的と言ってもよい効果を挙げた。毒性は十分に耐容可能と判断された。その次に行われたのが、OSをprimaryとしたphaseⅢ trialであ

る。対照群は、上記の dacarbazine である。そして OS に対する効果を「正しく」評価するために、クロスオーバーは禁止になっている。

　この phaseⅢ trial は、OS の HR 0.65（MST にして 8 か月対 12.3 か月）をαエラー 0.045、検出力 80％で検証するため 680 例、196 イベント（つまり死亡例）のサンプルサイズで行われた。実際には 2010 年 1 月から 12 月までで 675 例がランダム化され、12 月 30 日のデータ（予定イベントの半分が観察された段階）での中間解析で有効中止となり、翌 2011 年の ASCO plenary で発表、それとほとんど同時に New England Journal of Medicine 電子版に publish された。OS の HR は 0.37（95％信頼区間：0.26〜0.55、p<0.001）、PFS の HR は 0.26（95％信頼区間：0.20〜0.33、p<0.001）という「圧勝」である。Median PFS は vemurafenib 群 5.3 か月に対して、dacarbazine 群では従来の報告通り 1.6 か月であった。腫瘍縮小効果にも大差がつき、奏効率は 48％対 5％と 10 倍の開きがあった。

　この試験の結果、2 か月後には vemurafenib は metastatic melanoma に対して FDA に承認された。これは異例のスピードであり、腫瘍生物学の知見が速やかに臨床応用され、患者の benefit につながった好例である…と考えられる人は相当におめでたい。むしろ、そもそもこの試験は、必要だったのだろうか？　必要だったとして、クロスオーバー禁止によって「OS の差をきちんと出す」ことまで必須だったのだろうか？　「OS の差を出す」ということはつまり、一定数の患者が死んでいくのを観察する、ということである。Vemurafenib の早期臨床試験の結果と従来の dacarbazine の成績から、やる前から勝負はついていたも同然であった。FDA が「速やかに」承認したというのも、言わば「口を開けて待っていた」からに他ならない。実際、試験を行った研究者自身も、早めに試験を終了させるために、中間解析では最も liberal な、つまり、試験を有効中止にする基準が最も甘い（αエラーが高めに設定されている）Pocock 法を採用している。有効中止のためのα boundary は p≦0.028 であり、よく使われる O'Brien & Fleming 法などで目にするものよりも明らかに高い。早めに止めて、そしてその結果、2011 年 1 月 14 日つまり中間解析のデータ収集から 2 週間後に、対照

群の患者の vemurafenib へのクロスオーバーが許容されている。

　一言で言えば、誰も彼もがこの結果を予想し、その通りになった、ということであるが、だったらそんなのやる必要があったのか？という疑問が出てくる。これを「確認」するためには、繰り返すが、一定数の患者が死に、研究者はそれを記録する必要があったのだ。

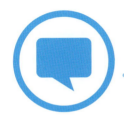

Discussion

■ BRIM3 試験の概要

國頭　ここでは「臨床試験参加の本質は利他的なものか」を問うスキットをもとにして、これに関する文献を参照しながら議論をしようと思います。

　悪性黒色腫に対する分子標的薬の臨床試験は、実際に行われたのですが、非常に controversial なものでした。

　薬剤は、vemurafenib といって、細胞のシグナル伝達に関連する BRAF 蛋白の阻害剤です。悪性黒色腫の患者さんの半分くらいは、BRAF に V600E という変異があって、BRAF 蛋白が活性化されて腫瘍細胞が増殖するのですが、vemurafenib はこれを選択的に阻害することで抗腫瘍効果を発揮します。

　最近の悪性黒色腫の治療薬はたくさんあって、予後もかなり改善してきているのですが、これが出た 2011 年あたりは、悪性黒色腫の治療は惨憺たるものでした。唯一、FDA が承認していた薬は dacarbazine で、奏効率が 10％程度、PFS は median で 1.5 か月程度でした。PFS が 1.5 か月程度ということは、半分以上の患者さんが最初の評価時期で PD の判断をされてしまう、ということです。毒性も強く、吐き気に関して、抗癌剤の中でも cisplatin と dacarbazine が東西の横綱というくらいのものでして、これをもってして標準治療と言えるのかという議論すらありました。

　このような背景で、vemurafenib が登場して、phase I、phase II で少なくとも従来の dacarbazine の成績に比べて劇的と言ってもいいほどの効果を上げました[1]。

　これはめでたい、さっそく市販かというと、そうは行かなくて、ランダム化比較試験が企画されました。Primary endpoint は OS、ク

ロスオーバー禁止というデザインで始まりました。その結果、中間解析でOSとPFSを解析して、有意差が確認されました。その後は、クロスオーバーが解禁となってdacarbazine群で増悪した人にvemurafenibが投与されました[2]。

しかし、途中まではクロスオーバー禁止でしたから、dacarbazine群で増悪した人は、何もやることがないという状態でした。クロスオーバーが禁止されていたのは、OSの差を出すためと思われますが、この試験の結果は最初から予測されていましたよね。その証拠には、中間解析が異例のスピードで行われて、key openされて、「有意差が出た」といってプロトコール改訂がされて、クロスオーバーが許可されて、あっという間に承認されたのです。

この試験は、研究者の間でも大きな議論があったようで、実施している最中にニューヨーク・タイムズ紙に記事が載りました[3]。研究者自身からも、「このデザインでやる必要があるのか」、「そもそもphaseⅢ試験を実施する必要があるのか」という意見が出たようです。しかし、やはり「phaseⅢは必要」という意見も多く、議論している間に試験は終了した、という感じでした。まず、この試験についてコメントをいただいて、それから全体的なお話をしたいと思います。

VemurafenibはphaseⅠ・Ⅱでめざましい成績を示していたけれど、やはり、標準治療の名に値するかどうかも怪しいdacarbazineを対照に比較試験をしないといけないのか。そしてクロスオーバー禁止にしたことについて、研究代表者は、「OSがtrue benefitであり、クロスオーバーするとそれがマスクされてしまう。きちんとした形でOSの成績を出すにはこのデザインは仕方がない」と述べています。もしこの意見がおかしいとしたら、どこがどうおかしいのか、これに代わるデータをどこまで集めたら、こんなデザインの研究をしなくてもいいのか。いかがでしょう。

■ ランダム化比較やクロスオーバー禁止は必要だったか

吉村　議論のポイントとしては、まずランダム化比較試験そのものが必要

とされる状況であるのかどうかという点、次に OS を評価するとしてクロスオーバーを禁止していいのかという点があると思います。

まず比較試験が必要かどうかですが、この事例でもやはり比較試験が必要だったのではないかと思います。それも統計的にどうのというよりも、癌臨床試験では、「ある特定の治療の有効性は比較試験で確かめる必要がある」というのが、コンセンサスになっているのではないでしょうか。

もう1つ、OS を見なくてはいけないかどうかは疾患領域によっても違いがありますが、PFS が surrogate endpoint になっていないとみなされる場合には、規制当局は真の臨床エンドポイント、すなわち癌領域では OS で評価することを強く求めてきます。試験実施側としては、OS できちんとした結果を出さなくてはいけません。それゆえにクロスオーバーを禁止したのだと思います。しかし、それが本当に大丈夫なのかは、倫理的な観点からの議論になりますね。

國頭　中間解析での中止基準は、かなり緩く設定されていて、研究者はみんな早く止めたかったということですね。

吉村　そうですね。癌領域の試験の中間解析では、Lan-DeMets α 消費関数法を標準的な方法としてよく用います。本試験もそうです。また Lan-DeMets α 消費関数法の中にも、試験早期に有効中止しやすくするか、しにくくするかというバリエーションがあり、一般に O'Brien & Fleming type と呼ばれる α 消費関数を用いることが圧倒的に多いです。この場合、試験早期の中間解析ほど、極端な差がつかない限りは止まりません。しかしながら、この試験では、Pocock type の α 消費関数を用いていて、中間解析で止まる確率を一般的な試験よりも高めに設定しています。おっしゃる通り、研究者が新治療に極めて高い有効性を期待していて、早めに止めたかったのかもしれませんね。

それに、primary endpoint も最初は OS だけでしたが、phase I・II のデータを基にプロトコールを改訂していたようで、途中から OS と PFS を double primary endpoint にしています。PFS でもよい

ので、早く評価したいという意図があったのかもしれません。

國頭　OSの「イベント」を確認するというのは、早い話、患者さんが死ぬのを見届けるということですから、一定数の患者さんが死んでくれないと困るわけで、それがどのくらいだったら結論が出せるかということになりますね。しかし、この試験では、研究者は最初から出てくるであろう結果が分かっているわけですから、それを実際に確認する必要があるのか、ニューヨーク・タイムズ紙の記事を見ると、医者側も悩んでいますね。

佐藤　私もこの試験を知った時は、phase Ⅱの結果だけでよいのではないかと思ったのですが、いろいろ考えると、比較試験が必要だと思い直しました。

　その理由の1つは、phase Ⅱだけで「効果があった」として承認した場合、本当にOSを延長する効果があればよいのですが、そうでない場合は、効かない薬が出回ることになり、それは問題だと思うからです。FDAはaccelerated approvalでphase Ⅱの結果だけで仮の承認をして、そしてその後にランダム化比較試験をしてきちんと評価するというシステムを持っていますが、実際にかなりの数の薬剤が承認取り消しになっていますね。第Ⅱ相ですごくいい結果が出て、仮承認してみたけれど、実際はそれほど効果がないということですよね。

　乳癌のbevacizumab（アバスチン）も、phase Ⅲでは、PFSは大きな差が出たけれど、OSはほとんど差を示すことができなくて、取り消しになりました[4]。

吉村　ただ、あの試験については、クロスオーバーを許容していたからこそ差が出なかったという会社側の言い分も聞きます。

佐藤　PFSで差が出ているということは、効果があった人がいるということですので、それでいいのではないかとも考えられますよね。癌はなくならないが、病状がそのまま維持されていて悪化が抑えられているという可能性もありますので、「効果がある」とも言えますよね。しかし、全体的に見てどうなのかということになると、癌に対する薬剤ですから、やはりOSをprimary endpointにしてランダム化比較

13. 臨床試験参加の本質は利他的なものか（その1）

試験をやってみて、有意な差を示す必要があると思います。

とは言えこのvemurafenibの試験ではクロスオーバーを禁止したというのが問題で、私はそれは必要なかったのではないかと思います。クロスオーバーを認めなかったという理由は、はっきり書かれていませんが、新聞記者さんは、製薬会社が明確な結論を出したかったためではと疑っていますね。

國頭 この新聞記事にはFDAの役人のコメントも載っていて、「これからはこのような薬が増えるだろう。我々はそれをちゃんと評価するシステムを作らなければいけない」など、どこか他人事のような言い方をしています。そのために患者さんが無駄に亡くなったんじゃないかという感じもしてしまいます。

佐藤 Vemurafenibの試験デザインはFDAの指示ではなかったようですが。

國頭 FDAがクロスオーバーを禁止したのかどうかはわからないですね。Bevacizumabが乳癌で承認取り消しになった時に、ロシュ寄りの研究者がFDAに対する恨み節のようなものをJCOに載せていました[5]。Bevacizumabの試験は、クロスオーバーを許容して、primary endpointはPFSにした。FDAにプロトコールを持っていって「PFSがprimaryでいいか」と聞いて、「よい」と言ったにもかかわらず、最後になってFDAは、「primaryではないOSでもって全然差がないからだめだ」と言い、あんまりではないかということです。

佐藤 Vemurafenibも同じ会社の製品ですので、bevacizumabの経験をもとに、OSで差を出すことを意識したのかもしれないですね。

國頭 FDAの方針も曖昧で、OSでなければいけないのか、PFSでいいのか、はっきりしないです。実際にPFSで承認されたような薬はいくつもありますし。

佐藤 OSとPFSが相関していて、PFSでの差がそのままOSの差に反映されるという場合はPFSでよい、ということになるかもしれないですね。悪性黒色腫については、vemurafenibの試験の後ですが、

OSとPFSの関係を見た論文があって、かなり相関するという結果でした[6]。乳癌は、相関しないんでしょうね[7]。

國頭　Vemurafenibの試験の時は、PFSとOSが相関することは知られていませんでしたから、とりあえずはOSでの差をきちんと見たい、という意図はあったと思います。

薬に効果があった場合、クロスオーバーを容認すると、そのおかげでOSが追いつかれてしまって、差はなくなるわけですね。しかし、その結果は統計学的には「ネガティブ」ですけど、薬自体の効果はあると考えられますから、どうにか検出できないものでしょうか。

吉村　患者さんでの効果は、概念的には、最初の治療と、後の治療の足し算とも考えられます。すなわち、後の治療の効果を求め、それをうまく差し引くことができれば最初の治療の効果が得られるかもしれません。このようなアプローチに基づいて、後治療の評価をする統計手法もいろいろ提案されています。しかしながら現状は、なかなかいい、皆のコンセンサスが得られる、スタンダードと言われるような手法に至ってはいないと思います。

國頭　具体的な手法にはどういうものがあるのですか。

吉村　たとえば、G推定や、inverse probability of treatment weighting法（IPTW法）、inverse probability of censoring weighting法（IPCW法）などがあります[8]。乳癌補助療法としてtamoxifenとletrozoleを比較したBIG 1-98試験では、tamoxifen群の患者さんの25%が、試験結果の公表後に、クロスオーバー治療としてletrozoleを選択しました。後治療の影響を最も強く受ける全生存期間の評価に際して、その影響を補正するためにIPCW法が使われました[9]。

概念的には、後治療をうまく調整して、後治療の効果を求めて差し引くことに対応するのですが、その「差し引く」という方法論についての体系があります。生物統計では因果推論（causal inference）と呼ばれる領域で、20年くらい前からいろいろな手法が提案されています。現時点では、まだ標準的な位置づけとしてのpopularityを得

ていないというところだと思います。比較的に強い前提を必要とするなど、手法的な限界もあります。また、まだまだ応用場面ごとの経験事例も多くはないので、うまく整理しきれていない部分もありますね。

國頭 クロスオーバーをしなかった場合でも、PFS に差があって、OS では差がなくなる事例は大変多いのですが、その理由として、差が薄まったためなのか、本当に OS に差がなかったのか、それを知る手立てはあるのでしょうか。たとえば PFS に 3 か月の差があったとして、ずっとその 3 か月の差があったとしても、後治療によって post-progression survival（PPS）が延びるとすると、PFS では 3 か月対 6 か月でハザード比が 0.5 だったのが、PPS 12 か月が付け加わって、OS では 15 か月と 18 か月になって、HR は 0.8 になってしまうわけですね。

このような場合、本当は差はあるのだけれども、薄まって統計的に検出できなくなっただけなのか、後から追いつかれて OS に差が出なくなったのか、区別ができないですね。乳癌に対する bevacizumab では、bevacizumab が終わった後、癌の性質が悪化して増殖が進むのではという危惧もあるようです[10]。

PFS に差があって OS で差がない時、どう解釈するかをアメリカの統計家に質問したことがあります。その時も乳癌の bevacizumab のように完全に重なっているのはいやだけど、カーブが標準治療より上にあれば安心できるかな、というような感覚的な話になってしまいました。そんなことでよいのかとも思った覚えがあります。

吉村 現状では、量的な評価というのもいろいろと試みられてはいるのですけれども、残念ながら、これぞという解決策の決定打はないと思います。臨床現場のニーズに応えることができるツールの開発が必要ですね。

文献

1) Flaherty KT, Puxanov I, Kim KB, et al. Inhibition of mutated, activated BRAF in metastatic melanoma. N Engl J Med. 2010; 363: 809-19.
2) Chapman PB, Hauschild A, Robert C, et al. Improved survival with vemurafenib in melanoma with BRAF V600E mutation. N Engl J Med. 2011; 364: 2507-16.
3) Harmon A. New drugs stir debate on the rules of clinical trials. The New York Times. 2010; Sep 18.
4) Lyman GH, Burstein HJ, Buzdar AU, et al. Making genuine progress against metastatic breast cancer. J Clin Oncol. 2012; 30: 3348-51.
5) Cortes J, Calvo E, Gonzalez-Martin A, et al. Progress against solid tumors in danger: the metastatic breast cancer example. J Clin Oncol. 2012; 30: 3444-7.
6) Kim KB. PFS as a surrogate for overall survival in metastatic melanoma. Lancet Oncol. 2014; 15: 246-8.
7) Burzykowski T, Buyse M, Piccart-Gebhart MJ, et al. Evaluation of tumor response, disease control, progression-free survival, and time to progression as potential surrogate end points in metastatic breast cancer. J Clin Oncol. 2008; 26: 1987-92.
8) Rimawi M, Hilsenbeck SG. Making sense of clinical trial data: is inverse probability of censoring weighted analysis the answer to crossover bias? J Clin Oncol. 2012; 30: 453-8.
9) Colleoni M, Giobbie-Hurder A, Regan MM, et al. Analyses adjusting for selective crossover show improved overall survival with adjuvant letrozole compared with tamoxifen in the BIG 1-98 study. J Clin Oncol. 2011; 29: 1117-24.
10) Miles D, Harbeck N, Escudier B, et al. Disease course patterns after discontinuation of bevacizumab: pooled analysis of randomized phase III trials. J Clin Oncol. 2011; 29: 83-8.

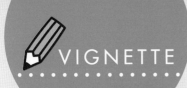

14 臨床試験参加の本質は利他的なものか（その2）

　BRIM3試験については、研究者の中でも賛否両論があり、試験遂行の真っ最中であった2010年9月18日のニューヨーク・タイムズ紙で報道されている。

　このデザインに反対する医師の1人、MGHのDonald Lawrence博士は、こう主張したと紹介されている。「我々は、この薬剤のcompassionate useを認めるよう、ロシュとFDAに圧力をかけるべきだ」、と。

　しかし当然のことながら、ロシュ社はcompassionate useに応じなかった。そんなことをすれば、対照群の患者がPDになるやいなや同意を撤回してcompassionate useに走ることは目に見えており、クロスオーバー禁止の規定が有名無実になってしまう。いや、それより以前に、compassionate useで使えるのであれば、誰もそもそも半分はdacarbazineに割り当てられる比較試験などに参加しなくなるだろう。しかしLawrence博士は、こうも断言する。「第Ⅲ相試験に悪影響が出るから、なんて、死にかけている患者に効く薬を出さない理由にならない」

　ニューヨーク・タイムズ紙には、FDAからのコメントも紹介されている。Richard Pazdur博士はこう語ったそうだが、どこか他人事のような響きがある。「こういうのは前例がない状況で、しかしその一方これから増えてくることが期待されるものである。規制側も柔軟性をもたなければいけないだろうし、広く一般の議論も必要だろう」。果たして、このクロスオーバー禁止のデザインは、FDAが「要求」したものであるのかどうかはよく分からない。

　さて、vemurafenibのような未承認薬では、試験に参加しない限りそれ

を使った治療はできないが、そうでなくてすでに個々の薬剤もしくは治療法としては承認されている場合、その「治療法」としてのエビデンスはなくても、試験に参加せずに（off-protocol で）「治療」を受けることは可能である。

　実際に、臨床家へのアンケートでも、相当数がそういう off-protocol での試験治療を実地診療で行っていると回答しているが、これは適切なのだろうか？

　一応の理屈としては、エビデンスはなくても、試験が行われているということは clinical equipoise が成立している、つまり「標準治療と比べても、どっちがいいのか分からない」状況なのだから、やれる治療としてやっても構わないはず、という話は成立する。これをもっと「進め」て、臨床試験の同意を取るにあたって、試験に参加せずとも、off-protocol での治療を受けることができる、ということは説明すべきであるという向きもある。

　こうなると、当然の帰結として、臨床試験への参加は大幅に減少し、結論はなかなか出なくなる。その顕著な例が高度リンパ節転移陽性の乳癌患者に対する高用量での術後化学療法の試験である。多くの患者がそれまでのデータから高用量での治療を希望し、かつ民間保険会社もその支払いに応じたため、試験外での治療が増加し、通常量の化学療法との比較試験は遅々として進まなかった。しかし結局のところ、この高用量の化学療法は、何ら患者にメリットをもたらすことなく、ただコストと毒性が上回っていただけということが証明された。もし off-protocol での試験治療ができない状況であれば、もっと早く結論も出て、無駄な毒性に苦しんだ患者の数も少なくて済んだはずである。

　だがしかし、こういうことは後からは言えても、その場の患者にとっては、所詮は他人事である。そして、本来の臨床試験とは、参加する患者の利他性に依存して行われるべきである、という議論も根強い。

　その1つの例として、難病・肺脈管筋腫症に冒された1人の女性の家族と、その呼びかけに呼応した医者が作った患者団体から、症例登録、集積さらには介入試験が行われたということが挙げられている。そこでは実薬

sirolimus を off-protocol で処方されることも可能であったにもかかわらず、多くの患者が、自身には何のメリットもないプラセボ群に入っているかも知れないのに試験に参加し、通院し、かつ検査を受け、positive な結果が得られた（N Engl J Med. 2012; 367: 1755-9）。

だがしかしここまでのモチベーションを、すべての医者と患者に要求することが、果たしてどのくらい現実的なのだろうか。

BRIM3 試験では、実は抜け道があって、ロシュ社に遅れて BRAF 阻害剤を開発していたグラクソ・スミスクライン社の薬剤の phase I も行われていた。ニューヨーク・タイムズ紙によると、Vanderbilt-Ingram Cancer Center の Jeffrey Sosman 博士は、BRIM3 で対照群に当てられた患者が PD となったら、同意を撤回させてこちらの BRAF 阻害剤の治験に「回した」そうである。彼はこう囁いていたらしい。「患者に、この薬を 6 週間試そう。効けばよし、効かなかったら別の治療に行こう、というのは言える。これならランダム化と折り合いがつけられる」

私もよく、Sosman 先生のように、試験の「穴」をみつけて、患者のために「裏をかく」ようなことをする。臨床試験に参加する患者に厳密な利他性を、どうして要求できるというのか。

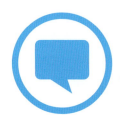

Discussion

■ **Off-protocol 治療の是非**

國頭 　Vemurafenib の試験では、医師や患者の感情の問題もからんできて、話がかなりややこしくなっています。Vemurafenib はロシュの薬ですが、この phaseⅢ を実施している間に、グラクソ・スミスクラインが同じ作用機序の薬の phaseⅠを始めました。そこで、vemurafenib の研究者によっては、dacarbazine を割り付けられて PD になった患者さんに、「vemurafenib の試験は同意を撤回してグラクソ・スミスクラインの薬の早期臨床試験に入りませんか」というようなオファーをした人もいるようです。これはある意味、クロスオーバーと同じですよね。

　医者の心情としてはよく分かりますし、研究者も確信犯的にやったことだと思いますが、これは先ほどの議論からするとおかしいですよね。

佐藤 　Vemurafenib の本当の効果を知りたいと思うのは、研究者も製薬会社も当然です。しかし、患者さんの身からしてみれば命は 1 つしかないわけですから、効果のある薬があるなら、何としてでも使いたいですね。Vemurafenib が目の前にあるのに使えないというのは、医師も患者もやりきれないと思います。

　新聞記事に出ていた例では、2 人の従兄弟がいて、年齢も 20 歳代でほとんど同じで、片方は vemurafenib、片方は dacarbazine に割り付けられて、dacarbazine を割り付けられた人はすぐ PD になって亡くなられています。同じ先生が 2 人を診ていて、「たまらなく恐ろしかった」とおっしゃっていて、dacarbazine に割り付けられた男性のお母さんも、「数値や統計のために人の命を危険にさらすとは、一体どういうことか」とおっしゃっています。この臨床試験の罪深さ

というのはこの部分にあるのかなと思います。

　ですので、新聞記事にもありましたが、先生たちが、「次のグラクソの薬があるから、患者さんが dacarbazine で PD になったらそちらに入れられればいいかな」という手段を考えて、ようやく自分を納得させて試験に臨んだというのも理解できます。

■ 患者さんは利他的な動機で試験に参加する？

國頭　BRIM3 試験では、compassionate use を認めると、みなさんがそれを使って試験が成立しないので、禁止しています。そうすると、この試験を実施する時は、患者側に利他的（altruistic）な動機で参加してもらうことを前提としているということなんでしょうか。患者さんに「他者の利益のために参加してくれ」と期待する権利みたいなものを、実施側は持っているのでしょうか。

佐藤　臨床試験の目的は、将来の患者さんのための知見を得るためですので、将来の患者の利益のために目の前の患者さんの身体を使わせてもらうという構造になっているのです。しかし、患者さんにとってみれば、少しでもいい治療、少しでも長生きできる治療を受けたいという気持ちがあって当然ですので、他者の利益か、自分の利益かというのではなくて、両方があるべきだと思います。臨床試験の内容や人によって、その割合が変わってくるのだと思います。

　私は乳癌の臨床試験をやっている時に、参加した患者さんに「どうして試験に参加したのか」をたずねたことがあるのですが、「自分が治療を受けて、そのデータが人の役に立つのだったら嬉しい」という言い方をする方が多かったですね。試験参加が自分の利益になり、それが他者の利益になるなら、なおよいという感じだと思います。

國頭　自分の利益というのは、なにをもって言うのか。たとえば、理屈をこねれば、まだ市場では手に入らない vemurafenib が、この試験に参加すれば五分五分の確率で手に入る、というのもおそらく利益ですね。

　ただ、実際に参加してみたら、vemurafenib 群ではなかった、当

たり外れと言ってはいけないですが「外れだった」という場合、「臨床試験に参加しなければ手に入る可能性はもともとゼロだったんだから」とあきらめきれるでしょうか。「この試験に参加したのだから、なにか利益があってしかるべきだ」と思うのが人情ですよね。

佐藤　新聞の記事も、「残酷な話だ」という論調ですね。しかし、承認申請のための臨床試験ですから、臨床試験以外では dacarbazine しかないわけです。それに、vemurafenib の臨床試験を実施している地域以外は、日本も含めて、悪性黒色腫の患者さんは dacarbazine しかないわけですので、試験に参加して、vemurafenib ではなくて dacarbazine があたったとしても、冷静に損得勘定をすれば、何かマイナスなことがあったわけではありません。

　ですが、目の前で vemurafenib を使った患者さんに効果が出ているのを見せられるのはたまらないですよね。私は、少なくともクロスオーバーがあってよかったのではないかと思います。

國頭　クロスオーバーを許容する根拠として何かもう 1 つ、「このような状態になったら、死亡が予想される」と判断できるような基準があったらいいですよね。画像上の PD だけではなくて、何か判断できるイベントがないですかね。

佐藤　癌の臨床試験では、増悪した時点で、その後は何をやってもいいという考え方が普通ですね。

國頭　実験動物のネズミを殺す時には、薬のためにネズミが死ぬまで見ていてはいけないらしくて、ネズミがある程度弱ってきたら、そこで安楽死させなければ実験倫理に抵触すると聞いたことがあります。

　人間の場合も、「この人は先が見えた」と思ったら、そこで何としてでも、闇で薬を使ってでも助けてあげることができないのかと思います。

佐藤　医療者だったら、みなさんそう考えますよね。でも、闇でやるのではなく、それはやはり正面切ってやることを考えたいです。Vemurafenib の試験でも、医療者は製薬会社に「クロスオーバーか、compassionate use ができるように、どうにかしろ」と交渉をした

そうですが、認められなかったのですね。この試験のデザインは科学的・統計的には妥当ではありますが、私は心情的な問題としては受け入れがたいです。

■ Equipoise は必要か

國頭　デザインということでは、多くの人が、equipoise についても言及しています。そもそも equipoise が成り立っていなくてはいけないのか、ということです。昔はそうだったのかもしれないけれども、もうこの時代はそんなものはいらないと言っている人もいます[1]。

Equipoise というのは、たとえば自分が A という治療がいいと思うけれども、まだ証明されているわけではない。別の同僚の医師は B という治療の方がいいと主張する。このような場合に、A 治療と B 治療は equipoise であるというのが一般的な考え方です[2]。しかし、医師の感覚でものを言っているだけで、たとえば A 治療がよいという人が 9 人、B 治療がよいという人が 1 人だったら equipoise ではないのに、それが 8 対 2 だったら equipoise で OK なのかというような議論もあって、equipoise が成り立っているかどうかは専門家の主観的な意見で決まっているようなものとも言えます。臨床試験は、そもそも expert opinion で治療法を決めないためのエビデンスを出すことが目的でもあるはずなのに、これは矛盾ではないかという批判もあります[3]。

佐藤　ランダム化比較試験で新治療と標準治療を比較する場合は、新治療の効果、正味の実力を見ることが目的ですので、その時点での新治療の情報はすごく少なくて、phase II の結果しかないわけですね。

その意味では、新治療については確固たる情報がなくて、未知な部分が多いけれど、「標準治療と大体同じくらいではないか」というような、ぼんやりした状態が equipoise ですね。

國頭　この時代、phase III なんてやらなくてもいいこともあるのではないかという論文が Nature Review に載っています[4]。

その条件として、この論文では 6 つを提示しています。たとえば

薬剤の標的ポイントが明らかになっていて、薬剤がそこに当たっていることが妥当性のある方法で確かめられていること、それが治療に結びついていること、従来法と比べて明らかに効果が予測されることなどです。この「明らかに」というのはちょっと怪しいですが、このような条件がそろえば、比較試験などは必要ではないと言っています。要するに新治療の不確かな部分を臨床データではなくて生物学的データから補完して、「これだけ確実な証拠があるのだから、equipoiseは成り立っていないし、これで承認しよう」という考え方です。これはそれなりに納得できる理屈でもあるように思います。

ところで、アメリカでたとえばphase II の結果だけで加速承認（accelerated approval）されたとして、その後で、phase III はやらなければいけないのですか。

吉村 どういう段階で加速承認を取ったかにもよるのかもしれませんが、加速承認と本承認は全く位置づけが異なります。

本承認（regular approval）と加速承認（accelerated approval）は医薬品および医療機器の承認制度として、連邦規則（CFR）を根拠としています。その中ではsurrogate endpointの役割も示されています。本承認でも生存延長（prolongation of life）やQOL改善（better life）だけを承認根拠にすべきとしているわけではなく、surrogate endpointでも承認できることにはなっているのですが、確立したものでないとならないと規定しています。一方、加速承認は重篤または生命に関わる疾患を対象に想定したものですが、その根拠として求められるハードルはいくぶん下げられていて、「疫学的、治療的、病態生理学的、またはその他のエビデンスに基づき、適切な尤もらしさで臨床的有用性を予測できると考えられる代替エンドポイントの有効性に基づき、承認できる」としています。Surrogate endpointの位置づけが異なりますので、一般的には加速承認で得たエビデンス以上のものを示さないと本承認は得られないことになります。

佐藤 加速承認すなわち仮承認ということは、「まだ情報が足りないので、さらに試験をやらなければいけない」ということですよね。何をどれ

14．臨床試験参加の本質は利他的なものか（その2）

くらい、これくらいの規模のランダム化比較試験を2つやれとか、この条件でやれとかは相談によると思います。

國頭　Vemurafenibの試験とはある意味反対の話になりますが、癌でない難病の治療が患者の協力によって確立したという話があります。New England Journal of Medicineに、Rosenbaumという人が「How Much Would You Give to Save a Dying Bird?」というエッセイで書かれています[5]。

呼吸器の難病があって、患者団体ができ、治療法につながる歴史というものです。その難病には、薬が全然なかったのですが、ある時、これぞというような薬が出てきて、プラセボ対照でphase Ⅲが行われたんですね。この薬自体は市場にも出ていたそうですけど、患者さんたちは、この試験に参加して、プラセボかもしれない試験薬をきちんと飲んで、結果を出したとのことです。論文では、患者の利他的な行為で試験が成立したという美談になっています。こういう話は、日本ではあまり聞いたことがないですね。そもそも日本で、癌に限らず、致死的な病気でプラセボ対照をどのくらい使っているのでしょうか。

吉村　日本でも、通常の治療に上乗せする場合などでは、プラセボを利用しているかと思います。

國頭　通常の治療もなく、完全にプラセボだけ、という試験はあるのでしょうか。

吉村　すべてを把握しているわけではありませんが、昔から日本では実薬対照を好んで使っていたと聞いています。方法論が当時も正しかったかは定かでありませんが、日本は非劣性試験を昔から好んで使ってきました。

國頭　患者さんの数が少ない難病の場合は、病気を広く知ってもらうという患者さん自身のモチベーションもあって、患者さんが一致団結して臨床試験に協力してエビデンスを出した、という側面があることが論文にも垣間見えます。

これが癌になると「自分の病気をなんとかしてほしい、プラセボは

勘弁してほしい」ということになりますね。人情としては理解できますが。

佐藤　小さいころからずっとその病気で悩まされていた患者さんだと、自分の身体を使って少しでもよい治療を開発してもらって、同じ病気の子どもを治してあげたいという気持ちはあるでしょうね。しかし、癌の場合は誰もがなる病気ですし、だいたいは成人発症なので、このあたりのモチベーションが違うかもしれないです。1999年に遺伝子治療の臨床試験で亡くなったGelsingerさんという青年は、症状は安定していたそうですが、「同じ病気の子どもたちのためになるだろうから」という理由で試験に参加したそうです。

國頭　日本で、同じように考える人がどれくらいいるかわかりませんが、宗教的な背景の違いなどもあるんでしょうか。

佐藤　日本人はボランティア精神が低いなどと言いますが、災害時などボランティアの人がたくさん活動していますし、あまり関係ないように思います。むしろ、医療者が臨床試験がうまくいかないことの口実にしているのではないかなと感じます。

國頭　たとえばピロリ菌陽性の人に対して除菌をするかしないかのランダム化比較試験を実施する際、みんなが「除菌してくれ」と言って、成立しないのではないかという危惧があったそうです。ピロリ菌なんて、50％くらいの人が持っているのだから、医者がみずから参加して除菌するかしないかを調べるというデザインも可能ですね。やはりモチベーションを持っている集団ではないと、とくにプラセボ対照の臨床試験は、うまくいかないように思います。

佐藤　薬が効くか効かないか、実験してみたかったら、「その意義を理解している自分たちでまずはやってみよ」というのが人体実験の基本のキでもありますからね。

文献

1) Joffe S, Miller FG. Equipoise: asking the right questions for clinical trial design. Nat Rev Clin Oncol. 2012; 9: 230-35.
2) Freedman B. Equipoise and the ethics of clinical research. N Engl J Med. 1987; 317: 141-5.
3) Miller FG, Joffe S. Equipoise and the dilemma of randomized clinical trials. N Engl J Med. 2011; 364: 476-80.
4) Sharma MR, Schilsky RL. Role of randomized phase III trials in an era of effective targeted therapies. Net Rev Clin Oncol. 2012; 9: 208-14.
5) Rosenbaum L. How much would you give to save a dying bird? Patient advocacy and biomedical research. N Engl J Med. 2012; 367: 1755-9.

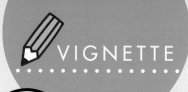

15 希望を与える臨床試験

　ある、有名な研究者は「日本は遅れている、アメリカは進んでいる」という文脈でこう語ったそうだ。

　日本では開発中のペプチドワクチンのような、患者の希望をつなぐ新しい治療法に、患者がアクセスできるようになっていない。その結果、ネット上には、科学的根拠がない、怪しげで高価な民間療法の情報がはびこり、患者や家族を誘い込んでいる。米国ではNCIのホームページに郵便番号を打ち込むと、近くの病院で行っている治験の全リストが出てくる。患者は「一定の根拠に基づいているが、まだ確立していない治療法」について、自分でリスクを判断して受け入れることができる。

　一方で、臨床研究というのはすべて被験者側の利他性に依存する、つまり被験者自身の利益ではなく、将来の（よその）患者のためである、ということを前提とすべし、という議論がある。それに対して、ここでいう「患者の希望をつなぐ新しい（試験的）治療」というのは、それと180°方向性が違っていて、患者自身の利益を全面に押し出している。しかしこれは「試験」として果たして成立するのだろうか？

　「ヒドいもんですよ、先生」と、がんセンターから大学の医局に戻っている竹内がまた私に愚痴をこぼし始めた。

　「何が？」

　「うちの大学でも、寄付講座と一緒になって、癌ワクチンの治験なんてやってるんですけどね、プロトコールもなってないし、エンドポイントもよく分からんし…」

　「そういうのはよくあることだな」

15. 希望を与える臨床試験

「だけどね、この間のなんて、本当に啞然としましたよ」
　患者は 70 代後半の肺癌で、肺内転移を伴う肺癌であった。肺気腫がひどくて PS は 2 くらい、化学療法はリスクも高いし、何より本人が抗癌剤なんてやりたくない、と言っている。
「いいんじゃない、そんなの、何もしなくて」
「そうなんですけどね、患者が、何かやってくれ、ということで、うちのワクチン治療を希望してきたんですよ」
「お前のところのプロトコールって、そういう PS 不良の高齢者も入れて OK なの？」
「プロトコール上は、ダメです。だけどなんか、偉いさんのコネがあるらしくて、ですね、どうしても、と言われて、教授は、じゃあやってもいいか、どうせこの治療法はそんなに毒性がないし、ということで、やることにしちゃったんです」
「毒性がない、ってことは、もう証明されているのか？」
「ところが今回の試験の primary endpoint は安全性ですよね」
「何それ？　じゃあまさにそれを今、検討してるんじゃないか。いいのかそんなハイリスクを入れて」
　話が凄いのはここからで、さすがに表立ってプロトコールに入れるのは、明らかな違反だからできない、よって、やることはやるのだが、最初から安全性の評価の対象には入れない、ということでやるのだと言う。
「つまり、off-protocol での施行、ということ？　そうすると、仮にこの症例でまずいことが起こったら、試験はどうするの？」
「その時に考える、というか、最初からそんなこと想定していません。まあ、癌だから仕方がない、という具合になるでしょうね」
「おおらかでいいな」
「ただ、仮に臨床試験の結果、実地に導入されたとして、その場合はこの患者みたいにハイリスクの症例も治療されるわけですよね？　そうすると、あまりにセレクトされたものだけじゃなくて、実地臨床に近い形での何らかのデータ、というのも、全くの無駄ではないんじゃないかって、自分を納得さ

せていますが」

「それがデータの名前に値する形になってればいいけどね」

　多くの臨床試験は、非常に厳しい選択規準をクリアした患者のみが参加できる。そうすると、「自分が選んで」やってきた患者の意図に反して、参加不可能となることが、当然多くなる。かの大先生の言を借りれば、「自分でリスクを受け入れて」やってきたにもかかわらず、門前払いをするとは何事であるか。

　そうした、「外れた症例」も治験をするのか？　もしくはそういうことがないように、選択規準を非常に緩くするというのも一法であるが、いずれにしてもリスクの高い試験治療になる。その結果起こった有害事象や早期死亡は、どう扱うのか。

　また、もし、そういう症例は試験に入れないとする。こっちの方が研究者としては当然の態度だが、わざわざやってきた患者からすればいかにも官僚的なものと映るだろう。診療自体を断るのか、それとも…

「断れやしないですよ。だって、まさにそういう患者に希望を与えること、が試験の目的になっちゃってますからね。試験外での治療を何かやってお茶を濁すしかありません」

「誰がやるんだ？」

「寄付講座にいる試験の事務局の連中なんて、そんなのやってくれるわけないですから、僕ら診療科が引き受けるしかありません。もちろんエビデンスなんてないものですけどね」

「それも大変だな」と同情する私に、竹内はせせら笑うように付け加えた。

「そんなのまだいい方ですよ。もっとひどいのは、ワクチンやってる連中は、誰の目にもPDになっても、もうダメだ、なんて患者に言えないものだから、引っ張るだけ引っ張って、いよいよになって患者は救急に駆け込むんです。その後始末も、当然我々診療科がやります。だって、患者は、うちの大学で試験に参加してたわけですからね、よそに頼むわけにはいかないし」

　竹内は頭を振って呟いた。

「先生、どうせ患者はいずれ死んじゃうんでしょ？　目先に希望をぶら下げ

たところで、その先の、そのうち必ずこうなる、というところに目を瞑っててこんなことやって、本当に患者のためになってるんですかね？」

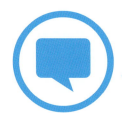

Discussion

■ 患者さんから臨床試験参加を希望してきたら

國頭 この話は「希望を与える臨床試験」です。「希望を与える臨床試験」というのは先ほどの利他性とは180°違う話ですね。

どこまで本当かは分からないのですけれども、「ある有名な研究者」というのは実在のN先生という方で、こうおっしゃる。アメリカは進んでいる。日本は患者の希望をつなぐ新しい治療法に患者をアクセスできるようになっていない。アメリカでは自分のリスクを判断して、自分でトライアルを探して、自らの意思で参加し、それでやっていくのだ。臨床研究というのは利他的なものではなくて、自分の希望のために参加していくので、そういうシステムができているアメリカは進んでいて、日本はそのようになっていないと、まあそういう論理ですね。

患者さんには「臨床試験に入る権利」、つまり、現時点で治療法がないような病気になったとして、それを何とかするような臨床試験にアクセスする「権利」のようなものがあるでしょうか。仮に適格基準から外れたとしても、危険を承知で、いわば自己責任でやってほしいと言われた場合、どうしたらよいのでしょうか。

佐藤 適格基準は、効果や副作用を評価するために設けられたものですが、参加した患者さんに危険が及ばないようにという意味でもありますので、それから外れた人に投与するのは、やめた方がよいですよね。

國頭 ただ、「リスクは自分で負うから希望を与えてくれ」という人は結構います。

佐藤 私ががんセンターに在籍していた時も、積極的な治療はこれ以上やらない方がよいという患者さんに、「もう何もやることがありません

15. 希望を与える臨床試験

と言われても、座して死を待つのは嫌なので、何かないですか」と言われました。そしてがんセンターでは、常に何らかのphase I 試験を実施していましたから、それが選択肢になる場合もあります。

私は、患者さんに「phase I に入るのはどうか」と聞かれて「やめた方がいい」と言う方が多かったです。「座して死を待つのが嫌で、"昨日開発されたばかりの薬だけど、どうなってもよいからやってみたい"と思えるのだったらやってもいいかもしれない。だけどそうではなくて、"少しでも長生きしたいので、可能性があるのならやりたい"という思いで言っているのならやめた方がいいです」と言っていました。

國頭 「座して死を待つのは嫌だ」というセリフは非常によく聞きますよね。「何かやっていること」が自分のベネフィットであるし、生き甲斐だったり、希望だったりするので、これを説得するのはなかなか難しい。

患者さんは、「失うものは何もない」とおっしゃるのですが、「実はあるんです。今あなたは起きて、しゃべって、ご飯を食べているではないか。試験が裏目に出たらこれを失うのです」と言わねばならない。

佐藤 今の「いい状態」をだめにする可能性があるということを理解してもらわないといけないのですが、そこをいかに理解できるように説得するか、難しいですね。医師も、「phase I というのがありますよ」と言う先生と、「今のいい状態を少しでも長く保つことが大切なので、積極的なことはやらない方がいい」と言う先生の2種類がいましたが、phase I をお勧めする医師の中には、患者さんとつきあう自信がなくて、自分自身も「座して待つ」のがつらくて患者さんに選択肢としてオファーしている人もいるように思います。患者さんも、医師も、治療がないということはとてもつらいというのは理解できますが。

國頭 Phase I を勧めるというのは、終末期の患者を体よく誰かに面倒みてもらう要素もあるかも知れないですね。がんセンターでも患者さん

をphase I に紹介する医者には2種類いて、「もうだめだったらまた帰ってきなさい」と言う人と、「では後はphase I の先生に面倒を見てもらいなさいよ」という人がいました。

後者の人の場合、「ホスピスを探すのも面倒くさいし、本人はゴチャゴチャ言っているし、phase I をやって、だめだったらそこのphase I チームに面倒を見てもらったらいい」という下心がありそうです。

けれども、下手をするとそこで患者さんに不都合なことが起きて、どこで担当医に戻すかどうするかという話になって、患者さんが路頭に迷ったりするんですね。

佐藤　ですから、「臨床試験にアクセスする権利」というのも、何か藁みたいなものでも次々に差し出すことが医者や研究者の責任、というわけではなくて、自分にあった臨床試験がどこで実施されているのかどうかを知って、参加を希望する人が参加できるように、という意味のように思います。

國頭　しかし、たとえば臨床試験がいくつかあったとして、自分に一番合った試験を素人がネットを見て、みつけることができるとは思えません。自宅のそばの施設でその試験が行われている、くらいのことは分かるでしょうけど。

佐藤　いま米国のClinicalTrials.com みたいなものは日本であるのですか。UMIN に登録されているものだけですよね。治験も、内容まで知るのは難しいですよね。

吉村　記載されている内容に関しては、ClinicalTrials.com も UMIN も同様と思いますが、患者さんにとっては難解ではないでしょうか。患者さんがほしい情報が分かるような形で必ずしも記載されていないのではないでしょうか。

佐藤　だいたい「○○癌患者が対象」としか書いていないので、自分がその試験に適格かどうかはわからないですね。

國頭　がんセンターのホームページを見ても、phase I、phase II の早期の試験だとどの会社のどういう薬剤の試験ということは書いていない

15. 希望を与える臨床試験

ですね。契約の問題もあるのでしょうけど。

佐藤 米国では、どのような薬剤の試験を何州のどこで実施しているということまで公開していますから、その程度はあってよいと思います。

國頭 しかし、その情報を見て患者さんが参加したいと思ってアクセスしても、適格基準から外れていることもあるわけで、そうなるとコーディネーターのような人がいないと、お互いの手間にしかならないですね。

佐藤 日本でやるとなったら、開業医さんが情報を見て判断して、患者さんに勧めてくれる、というようなシステムが必要かもしれないですね。

國頭 患者さんの希望ということで、もう1つ別の問題もあります。たとえば、ある患者さんが、臨床試験の適格基準から外れているけれど、患者さんが「どうしてもやりたい」と言った場合、参加させて、解析に入れない、といったことがあるという話を聞いたことがあります。

佐藤 医療者には裁量権がありますが、患者さんがやってほしいと言ったら何でもできるかと言えば、そうではないですね。やはり、リスクと利益を考えて妥当と思われたものを施すというのが役割だと思います。臨床試験は、治療を日常診療として広く使ってもらえるものかどうかを評価するためにリスクや利益を見るのが目的ですね。

國頭 私もそう思うのですが、「患者の希望を第1に考えた」という姿勢は、マスコミなど、大向こうに対する受けは非常によくなります。

吉村 臨床試験の計画には、科学的な裏づけが必要と思います。もちろん、倫理性も考慮すべきです。科学的、倫理的に担保された条件のもとで、人を対象に治療を評価しているわけで、これが「患者さんが希望さえすれば誰でも参加できる」となれば、何をやっているのか分からなくなるように思います。

日常診療では、医師が医学的専門性から、その患者さんのために何をなすべきかを中心に考えればよいと思うのですが、そこを臨床試験と混同するのは必ずしも適切でないように思います。逆に、とても認

められない実験性の強い治療、怪しげな治療も、臨床試験という枠であれば、対象を限らずに何でもできてしまう、ということにもなりかねません。臨床試験である以上、その対象は、科学的な立場からも、倫理的な立場からも、厳格に決めるべきもののように思います。

佐藤　要するに臨床試験は誰のために何をするものかという本質的なところが理解されていないということでしょうか。

國頭　そう言われてしまうとこの話はここであっさり終わってしまう（笑）。

■ 患者さんの同意をめぐって

國頭　少し視点を変えて、臨床試験での同意について、私たちはきちんと同意をもらっているのか、ということをお話ししたいと思います。患者さんが「なぜ臨床試験に参加したか」という調査の論文はたくさんあって、一番多いのは、「自分に利益がありそうだから」ですね。その次が「先生や病院を信頼しているから」という答えです[1,2]。これを逆から解釈すると、「自分の利益にはならないな」ということが最初からわかっていた場合は、将来の患者さんのためにとか社会の利益のために参加するという人はそれほどいないということですよね。

　そうなると、利益が見込めない試験の場合に、医者側はきちんと説明しているのだろうか、ということになります。最近のJCOの論文[3]でも、効果については、「効果があるかどうかわからない」という説明ではなくて、「どうしてもポジティブに、期待が持てるように、もしくは患者に期待させるように言ってしまう」と報告されています。しかし、臨床試験の結果や現状を考えると、そのような言い方は明らかに誇大広告のようなものだ、という批判が生じます。

　一方で、臨床試験を実施する側になってみると、だいたいのことをやり尽くしてしまった患者さんがいて、けれども元気であって海のものとも山のものとも分からない試験でも本人が「入ってもいい」と言っていて、こちらも「参加してもらえたらありがたい」という助平根性がありますね。そうすると、たとえば「前臨床のデータでネズミ

にこれだけ効果があった」というようなことは、つい言いたくなるのですが、それはどこまで OK なんでしょうか。

佐藤　今まで動物実験の結果しかなくて、人間に初めて投与するような phase I 試験の場合は、少なくとも「人間で効果があるかどうかを見るのがこの試験の目的ですので、今はまったくわからない状態である」ということをご理解いただく必要があると思います。でも、患者さんはいいところしか聞かないので、「効果があるかもしれない」という言い方をすれば、万が一にでもという希望を持つ可能性がありますから、「効果が期待できる」とか「希望が持てる」という言い方はしない方がよいと思います。

國頭　これは誰かに聞いたことがあるのですけれども、患者さんは、厳しい現実をわかっていて、それでも「効けばいいな」と思っているのではないか。それに対して、「これは本当に実験としてやっているもので、最後の手段でもあるのですが、たぶん効かないと思う」ということを、ダメを押すように言った方がよいのでしょうか。

佐藤　そのように言ったら、誰も入らないような気がしますね。

國頭　やはり、「効けばいいですね。いままでやってみた結果はいまひとつでしたが、今度は効けばいいですね」と言いたいですよね。

佐藤　そうですね。希望もつながりませんし。期待はできないですが、希望を持つことは悪くないかなと思います。「新しい薬なので、効果があるかどうかはまったくわからないです。今までの動物実験でもこんなデータが出ているので、ひょっとしたらという可能性はあるかもしれないという希望は持ちましょう」あたりでしょうか。

　　　Trastuzumab 開発の苦労を物語にした「希望のちから」という映画があるのですが、phase I に参加した乳癌の患者さんたちは、厳しい現実を見据えつつも、希望をもって戦いに向かう戦士のようでした。

國頭　Trastuzumab は最初の分子標的薬で、めざましい効果がありましたし、医療者も患者さんも希望をもったでしょうね。ですが、phase I 試験、おそらくは利益はない試験に、患者さんが参加しようかどう

しようか迷っている時に、こちらはどう言うべきですか。たとえば「先生、どう思いますか」と言われることがありますが、相手の心理状態は、どちらでも押したらそちらに行くという状態です。患者さんが決めるまでじっと黙って待っているべきなのでしょうか。

佐藤　私は、患者さんが何を大事に思っているか、何を希望されているかを聞き出して、それに合った提案をすることが必要だと思います。たとえば、座して死を待つのは嫌だし、多少副作用が出ようと、少しでも可能性があるものがあるのだったらやってみたい、と思う人でしたら参加するのもよいと思います。未知のものに挑戦することが好きだという人もいるでしょう。しかし、逆に、家族と少しでも長く過ごすために長生きできる可能性にかけたくて「何かやりたい」と思っている人には、お勧めしないと伝えるのがよいと思います。

　　　臨床研究を実施する側は、知識や経験を持っているわけですし、医療、とりわけ実験的な段階のものは、その人にやってみないとわからない部分が多いわけですから、その人の価値や希望に合っているかどうかをきちんと判断して参加させるかどうかを考えるのが役割だと思います。挑戦的なことをやってみたいという患者さんであれ、その人が試験に参加した後で、「やっぱりやめておけばよかった」と思うようなことはすべきでないと思います。

國頭　積極的な治療がないとなると、代替の治療をどう提示するか、というのも問題です。何もしない、というのも選択肢ですので、提示する必要があるとされてはいるのですが、「何もしない」なんてことを聞きたくもない、という患者さんもたくさんいます。

佐藤　症状を緩和したりする治療、best supportive care というのはどうですか。

國頭　Best supportive care も、座して死を待つことなのかととらえる人も多くて、そうではないことを説明して納得させるのはかなり難しいです。とくに、「何か治療を受けたい」とやる気満々の患者さんには、結局、あれこれ治療の話をしてしまいます。

佐藤　患者さんにとって、薬がない、手立てがないというのは一番聞きた

15. 希望を与える臨床試験

くないことで、つらいことだと思います。
　しかし、患者さんは専門家ではないですから、「phase I 試験とか、抗癌剤とかやってしまうと、かえっていい時期や、大切なものを失うことがある」ということが想像できないし、理解できないことが多いですよね。ですので、今のいい状態を少しでも長く保つというのが患者さんにとってよいことだということを丁寧に、一生懸命説明する必要があると思います。

國頭　しかし、死ぬのを待っているわけにはいかない、と思い込んでいる患者さんに、それを理解してもらうのはかなり難しいです。「いろいろなことをすると、かえって命を縮めてしまう」という言い方もさらに患者さんを落ち込ませるだけですしね。

佐藤　私たちは全員死ぬので、常に「死ぬのを待っている」状態ではありますが、「死ぬのを待つ」というのは聞きたくない言葉ですね。「積極的な治療がない」と言われて「何かないか」と思った患者さんが、エビデンスのない免疫療法のようなものに走るという話はよく聞きますが、患者さんに必要なのは、苦しいところに共感して、最期までつきあってくれる医療者ではないかと思います。

國頭　患者さんの希望の話のついでに、1人、私にとって印象に残る患者さんのことをお話ししておきたいと思います。ある有名な癌専門医の奥さんが小細胞癌で再発して、私が診ていました。患者さんは心臓の三枝病変もあって、いつ心臓発作が起きるか分からない状態で、化学療法も効果はあまり期待できないのでやらない方がよいという状態でした。しかし、それを説明して化学療法は控えましょうかと相談したところ、ご本人が「いつ起こるか分からない心臓発作を心配して、癌の治療をやらないのは嫌だ」と強くおっしゃったので、治療することにしました。
　しかし、後になってご主人が書いたものを読むと、奥さんは「抗癌剤治療は非常につらい」と言っていたそうです。ご主人の立場上、抗癌剤治療を受けないといけないと思って続けたと書かれていました。私がご本人から聞いた話と全く違うので、私は頭を抱えてしまいまし

た.ご本人は本音のところ抗癌剤をやりたかったのか,抗癌剤はやめて,のんびりしたかったのか,いまだに分かりません.

佐藤　どちらも本当だったのでしょう.癌もやっつけたいので治療は受けたかったけれど,実際にやってみたら「これはまた,えらいことだった」というように思われたんじゃないですか.途中で弱音も吐くわけにいかないし,引っ込みがつかなかったのかもしれないです.

國頭　そういう患者さんがいた時に,たとえば臨床試験中の患者さんに途中で「つらくないですか.もういい加減にやめましょうか」と言うべきなのか,ですね.そんなことを言うと,かえって「自分は一生懸命耐えているのに」と思われる人もいるでしょうし.

佐藤　「やめたいですか」ではなくて「どんな感じですか.もうちょっと続けられそうですか」のような聞き方がよいでしょうか.たとえば,大腸癌の oxaliplatin は,冷たいものに触るとビリビリする症状が,耐えがたいほど出る方がいるので,医療者側が気をつけてたずねるようにしていますね.

國頭　患者さんは治療のために気を張っている時に,こちらからやめようかと言うと,「裏切るのか」と思われそうでもあり,でも,たずねないと耐えがたいのをじっと我慢していたりしますよね.

佐藤　Oxaliplatin をやっている患者さんは,「途中で薬を止めると,癌がぶり返してくるかもしれない」と心配になる方も多いようです.なので,効果を減らさないで,副作用もやりすごせる方法を考えないといけないですね.

國頭　大腸癌の治療では,一度中止して,再び癌が大きくなったらまたやってみて,全部あわせて progression free とする,という考え方がありますね.

吉村　Time to failure of strategy（TFS）と呼ばれるようなエンドポイントですね[4].Time to treatment failure は一度 PD になったらそこで終了ですが,一旦 PD になっても再投与してまた効く間は治療と見なす,という意味でのエンドポイントですね.

15. 希望を与える臨床試験

■ エンドポイントをどう設定するか

國頭 話はまた変わりますが、このような新規のエンドポイントの validation はどうなんでしょうか。

吉村 エンドポイントの定義を複雑にするほど、一般に OS に対する surrogacy はなくなってしまうと思います。切れ味は悪くなります。そのエンドポイントで測定したいと意図しているものが測れているのか、さらに臨床試験のプライマリエンドポイントとしたいならば真のエンドポイントである OS などに対する surrogacy があるのか、別途 validation をする必要があります。現状はそれほど深い検討や、エビデンスの受け手に対する説明がないまま、実際の臨床試験で利用されていることも多いように思います。

　たとえば、上記の TFS ではいつ治療中止するか、いつ再開するかという点で主観が入りえますし、その点が評価体系として危うくなります。それで評価できるものであれば問題ないのですが、一般には TFS で広くコンセンサスを得るのはなかなか難しいのではないでしょうか。

國頭 Oxaliplatin の場合はこれで行けても、他の薬では問題があって、別のストラテジーを考えて別のエンドポイントになると、比較ができないですね。特定の薬剤、たとえば oxaliplatin なら oxaliplatin に限定のエンドポイントというのはありえますか。

吉村 癌治療の真のエンドポイントは、やはり一般には OS ですね。新治療を評価した際に OS で明確に勝ってない限り、専門家同士でも納得しかねる状況が容易に生じうるのだと思います。Oxaliplatin のこの事例の背景は理解できますが、この場合のみに特殊なエンドポイントを設定するというやり方は、なかなかコンセンサスを得るのが難しいようにも思います。

國頭 PFS ではそういう stop and go みたいなものまでは評価できないので、新たなエンドポイントを考えようという論文はよく見るのですけれども、一般化への道は遠いということですか。

吉村 そもそも surrogate endpoint の妥当性を評価したい場合、1 試験

のデータではだめで、メタアナリシスアプローチと言い、たくさんの試験のデータを集めることが求められます。Surrogacy が認められないエンドポイントを一般化するのは、多くの場合、とくに検証試験では、難しいのではないでしょうか。

國頭 免疫療法の薬剤での immuno-related response criteria があります[5]が、こちらの validity はどうなんでしょうか。

吉村 今は提案がなされている状況で、いろいろな試験でその性能を試してみている段階と思うのです。提案されているようにクライテリアはできていても、それが本当に妥当であるのか、測りたいものを測れているのかを評価をしている段階かと思います。

國頭 いずれにせよ、最後は OS と比べてということになりますか。

吉村 真の臨床エンドポイントの標準であるのは OS ですね。同じく真の臨床エンドポイントとして QOL というのもあるのですが、QOL 測定が現状は難しいという事情があります。一部の領域では、その症状緩和と関連するような event-free survival で QOL の代替エンドポイントになりうるのかもしれませんが、結局のところ、癌臨床試験で一般に評価できる真のエンドポイントは OS ということになっているのだと思います。

文献
1) Penman DT, Holland JC, Bahna GF, et al. Informed consent for investigational chemotherapy: patients' and physicians' perceptions. J Clin Oncol. 1984; 2: 849-55.
2) Daugherty C, Ratain MJ, Grochowski E, et al. Perceptions of cancer patients and their physicians involved in phase I trials. J Clin Oncol. 1995; 13: 1062-72.
3) Millaer V, Cousino M, Leek AC, et al. Hope and persuasion by physicians during informed consent. J Clin Oncol. 2014; 32: 3229-35.
4) Allegra C, Blanke C, Buyse M, et al. End points in advanced colon cancer clinical trials: a review and proposal. J Clin Oncol. 2007; 25: 3572-5.

5) Wolchok JD, Hoos A, O'Day S, et al. Guidelines for the evaluation of immune therapy activity in solid tumors: immune-related response criteria. Clin Cancer Res. 2009; 15: 7412-20.

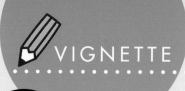

16 医療とビジネスの境界

　わが編集者、磐城猛がいつになくすっきりしない顔をしてやってきた。ご存知でない方のために紹介すると、彼は肺癌術後・大腸癌術後で、かつ心室細動で一度心停止まで陥った病歴がある。私とは長年の主治医 - 患者関係を越え、個人的な親友でもある。私に物書きを勧めたというか唆したのもこの人物である。
「どうしたの？」
「何かさあ、倫理審査委員会の外部委員ってのにされちゃったんだけど」
「ああ、この間聞いたよね。倫理委員会は外部の委員を入れなきゃいけない決まりになってるんだけど、がんセンターも、変なのを入れると困るから、長年がんセンターにかかってて気心が知れてる磐城さんに頼んだんでしょ」
「変なの、ってどういうのだよ？」
「昔は近くの新聞社の偉いさんに頼んでたらしいけど、分かりもしないのにとにかく細かいことにケチをつけてばっかりで、みんな困ってた」
「だけどさあ、分かりもしないってことについては俺も同じだぜ。研究の妥当性とか何とか言われたって、何のことかさっぱり分からないし」
「誰も磐城さんに、科学の勉強までしてもらおうなんて思わない。だから、患者への説明文書の文面が、ちゃんとしているか、文章のプロとして、また社会の良識を代表して、チェックしてもらうというお役目だね」
「俺が社会の良識を代表するなんて世も末だな」
「僕もそう思う。この間飲んでた時にそれ言ったら、脇のFとかいう作家さんが吹き出してたね」
「そんなことはともかく、この説明文書、だけどさ、読めるのかこんなもの」

16. 医療とビジネスの境界

「読めなければ、そこを指摘してくれればいい」
「そうじゃなくて、どこがここがの話でなくて、こんな長いもの、誰が読むんだよ。30ページもあったぜ」

　そうなのだ。説明文書はどんどん長くなって、普通の患者はうんざりする。おまけに、その中には世の中で起こった悪しきこと（有害事象）が全部網羅されているから、患者にとっては「恐ろしい副作用」がこれでもかこれでもかと続くことになる。

「これ普通に読んだら、ざっとでも10分か15分かかるよな」
「そうだろうね」
「その間、患者は診察室の中で読んで、医者は待ってるのか。それとも、患者を外に出して、読ませているのか」
「ほとんどの場合、どちらでもない。僕なんかが口頭で説明した後、患者はすぐにサインをする。そんなの読まないね」

　これは別に私だけが特殊なのではない。アメリカでも、同意までの時間の中央値は53秒と報告されている。小児に対するものでは、親が同意するまでの時間はもっと短くて、中央値13秒。

「何だそりゃ？　じゃあ全然読んでないってことじゃん」
「だって、こんなの読みたいと思う？　試験に参加するかどうかは、文書に納得するかどうかではなくて、その試験を提示した担当医に対する信頼でほとんどすべて決まってしまうと報告されている」
「それはそうだろう。俺だって、里見さんが頼む、と言えば、すぐサインするだろう。まさかこいつが裏切るとは思わないし。ビジネスの相談してるんじゃないんだからな。だけど、だったらこの長ったらしい文書は何のためにあるんだ？」

　私もそれは疑問である。いつか、医療訴訟専門の弁護士先生に、おっかなびっくり聞いてみたことがある。先生、あれって必要なんですか？
「あれはよくない」とあっさり言われて驚いた。
「だってあんなの、全部言い訳でしょう？」
「その通りです」

「本来説明文書なんて、短ければ短いほどよくて、本当に患者さんや家族に必要なのは、2、3行で済むはずです。逆に、保険の契約書類みたいに、『あとで読むように』とか渡された文書のここに書いてあるから、何か起こっても免責だ、なんて思わない方がいい」

「要するに、ちゃんとコトバで説明しろ、書いたものがあればいいなんて考えではダメだ、ということらしい」

「それはまことに真っ当な見解だよなあ。だけど、だったら、どうせ誰も読みゃあしない文書を、これを素人が読んで理解できるのかなんて四苦八苦して審査させられている俺なんか、バカみたいじゃん」

「そういう自覚があるのが、磐城さんが社会の良識を代表していると見込まれたところだね。それこそ某新聞社の委員なんて、ここにページが打ってない、とか、ここの部分はフォントが違う、とかいうことに難癖つけて、不承認にしたりしていたそうだ」

「そんなの、その場でチョイチョイと修正すればいいことだろう。不承認になるとどうなる」

「次の倫理審査委員会まで、ふた月待たされる」

「下らねえなあ」

「そういう風に、時間をかけさせることが大切だと思ってるらしい」

「ああ、それは分かるね。人の邪魔することが存在意義、みたいな野党根性だよな」

「そういうことに費やすカネとヒマが勿体ないということは、世界的に問題になっている」

「すべての仕事はお役所仕事になるんだね。だけど研究の世界もそうだってのは、ちょっとがっかりだな」

「それとさあ、こないだ相談したあの、大腸癌の人ね。手術するのはいいんだけど、担当医から変なこと言われたんだそうだ」

　磐城猛さんは病歴とともにがんセンター受診歴が長くなり、倫理審査委員を頼まれるくらいの「顔」になっている。そういうことは周囲に知れ渡るので、癌になった知人がこぞって相談に来るようになってしまった。そのまた

16. 医療とビジネスの境界

相談の相手はもちろん私である。
「何言われたの？」
「手術の、なんだかリンパ節郭清っつうの？」
「ああ、周りのリンパ節に転移があると再発するから予防的にみんな取ってしまうんだけど」
「それくらい俺でも知ってるさ。で、そのやり方が、かくかくとしかじかの2通りあって、こっちが日本式、こっちがどちらかというとアメリカ式、どっちにしますかよく考えて来てください、て言われたんだって」
「どっちかにしますかって言われても困られたでしょう」
「困るよ、当たり前じゃん。それで、必死になって考えてこっちをお願いします、って言ったらさ」
「うん」
「その担当医が渋い顔して、分かりました、残念です、って言ったんだってさ。何だいこれ」悪いが私は吹き出した。
「ああ、要するに、今、大腸外科で、郭清のやり方のランダム化試験をやってるのよ」
「あの、例の、籤引きか？」
「そう。だから、分かりませんからお任せします、ってその患者さんが言ったら、じゃあ籤引きで決めてこの試験に登録させてください、って頼むつもりだったんでしょ」
「だったら初めからそう言って頼めばいいじゃないか。何で最初に、どっちにするか考えろ、なんて素人に聞くんだよ」
「まあ、試験を優先して患者の自己決定権を損ねるようなことがないように、という倫理的配慮ということになっている」
「何それ？　バカじゃないのか？　がんセンターで試験するのは当然だろう。堂々と正面からお願いすれば、あの人だって余計な心配して考えることもなかった」
「僕だってそう思う。けどこういうのが正しいインフォームドコンセントなんだってさ。外科医の中には、慣れてないからこういうとこが杓子定規に

なっちゃうのもいるらしい。ちゃんとしたインフォームドコンセントの手続きを踏んでなかった、と突っ込まれるのを極度に警戒しているとも言える」
「またしても、下らねえなあ。そんな手続きのどうたらこうたらの不備を怖がるより、患者がどういう気分になるかを気にしてほしいよな」

　臨床試験には、通常の医療に加えて、ビジネスの色彩があることは否定できない。だからどうしても、「患者の気分」などということは相対的に軽視される。それを言ったら、現代の医療は、偉い先生でも「患者はクライアントだ」などと言い出す始末で、ただでさえ「契約」の要素が強くなっている。どのくらいドライに割り切るべきなのか。

「それにしても、今日のあいつはひどかったが」という私の独り言を、磐城さんは聞き咎めた。「なんだ？　まだ何かあったのか？」

　私がずっと診ていた、40 そこそこの比較的若い患者がいた。稀な腫瘍で、そんなに悪性度は高くないので様子をみていたが、肝転移などがかなり大きくなって、さすがに何か治療を考えようか、という話になった。低悪性度の腫瘍というのは一般的に薬が効きにくいし、この腫瘍は稀なので、データはほとんどない。だからいずれにしても新薬の治験を考えることになる。

　患者は若いだけにかなり神経質になっていた。以前は「様子を見ましょう」という言葉ひとつにも「それでいいのか」とピリピリする状態だったが、私は数年かかって、やっと患者との関係を築くことができ、患者は精神的に落ち着いてきていた。治療の必要性についても、冷静に受け止めていた。

「だけどさ、治験になると、その薬を持ってるところでやってもらわないといけないんだよな。がんセンター千葉で、この腫瘍に多少なりとも有望だというのをやってると聞き、その治験担当に紹介したのだけれど…」

　そのドクターは患者に、薬の説明と治験のスケジュールを流暢に説明した。そして病気について質問する患者に対しては、「私は治療の専門であって、病状については担当の里見先生に聞いてください」と答え、最後通牒のようにこう言い渡したそうだ。「他にもこの治験に参加する候補の患者さんがおられるので、48 時間以内に、参加するかどうかをご連絡ください」

16. 医療とビジネスの境界

　もとが精神的に不安定な傾向にあった患者は一気にパニックになり、私の病院のナースに泣きついてきた。私は、この薬はそれなりに有望だと聞いていたのでちょっと残念で、部長に相談してみたが、部長にこう言われて諦めた。

「あの千葉の奴は、どうにもならない。あんなのに関わるだけ、時間の無駄だ。やめておけ」

　患者には、なんとか他のことを考えるから、この薬については治験参加を断念しよう、不愉快な思いをさせて申し訳ない、と謝り、一件落着となった。

「何だそれ？　それで一件落着になるのか？」磐城さんは驚く。

「仕方がない。千葉のそいつは多分、患者の自己決定を尊重し、かつ、多数の患者に機会を与えるために『よいこと』をしているつもりなんだ。治験は普通の日常臨床とは違う、そんな決定をできないような患者を送ってくる方が、つまり僕の方が悪い、と思ってるだろうね」

「う～ん」磐城さんは唸る。「それは自分の役目じゃない、ここからここまでが自分の仕事だ、っていうわけか。典型的な役所対応だな。小役人根性というのは、日本人のDNAに組み込まれてるのかね」

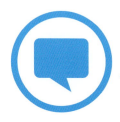

Discussion

■ 説明文書は何のためにあるか

國頭　次に、医療も臨床試験もビジネスみたいになっていますので、どこにどのような境界があるのかについて、お話しします。

　私には、患者であり、親友である、出版社の編集者がいます。この人、I 氏は、患者歴が長いこともあってがんセンターの倫理委員をさせられていて、私のところにもよく相談に来ていました。

　患者が試験に参加するかどうかをどのように決めるかというのは昔から研究されていて[1,2]「医師または病院を信用していて、自分にいいことがあるかもしれないから」というのが一般的です。ところが、実際に参加する段になると、患者さんは、何十ページもある説明文書を渡されて、「こんなの読まなければいけないのか」とびっくりする。倫理委員の I 氏も「こんなの誰が読むんだよ」と言っていました。

　また、おもしろい論文[3]があって、どのようにして測ったのかは分かりませんが、アメリカでは同意するまでの時間の中央値が 53 秒だそうです。小児に対する試験で親が同意するまでの時間はもっと短くて、中央値 13 秒だそうで、どう考えても、あんな何十ページもの文書を読んでいないということですね。

　私の面談では、口頭では 30 分から 1 時間ぐらい説明しますが、患者さんの多くは説明文書を読まずにサインされますね。「今話したようなことがだいたい書いてあります。あと、プラスアルファとして、この説明文書には、この薬や治療法で、世界中で起こった悪いことがすべて書いてありますから、読むと気を悪くするかもしれません。ご希望であれば読んでください」と言うと、みなさんほとんど読まずにサインします。

　あの説明文書というのは、臨床試験に参加しようという人は読まな

ければいけないものなんですか。一応「中学生が理解できるくらいの文章でないといけない」という規則がありますよね。だから中学生が理解できるレベルの文章ではあるのだけど、何十ページにわたる代物を、本当に読むのかどうか、仮に読んだとして、全部分かってもらわないといけないのか。

佐藤　読まなければいけないのかと言われたら、別に読まなくてもいいです。私は説明文書をどう書くかということも研究しておりますが、患者さんが臨床試験に参加するかどうかを決めるのに重要なことは、臨床試験の骨格の部分の理解です。要するに「概要・あらすじ」を分かってもらうのが主眼です。患者さんが参加するにせよしないにせよ、何はともあれ「参加してほしいと言われている実験が、何を目的に何をするもので、リスクや利益は何か、コストはどうか、他の治療と比べてどうか」あたりを理解してもらえればいいわけです。ですので、先生の説明、医療者とかCRCの説明で概要が十分把握できれば、参加しようかどうしようかを考えることができますから、説明文書は、読まなくてもOKです。

國頭　けれども、実際のところ私は口頭で、「その薬で起きた、すべての悪いこと」を説明していないですよね。0.1％に心停止が起こったとか、文書には全部書いてありますがそこまで言ってはいない。一方で、臨床試験の進行中に、文書に記載してなかったことが世界のどこかで出た時には、それを知らせて再同意をもらうなんて規則もあるみたいですから、文書に書いてあることは被験者には全部わきまえてもらっているということが前提になっているということですよね。

佐藤　リスクについて申しますと、試験参加を検討する時は、「これくらいのリスクがあるが受け入れるかどうか」を判断してもらう必要がありますので、リスクの大きさがだいたい把握できるように、「どんなものがどれくらい出るか」をお知らせする必要があります。それを考えると、数ページにわたって副作用の項目や頻度が羅列されているものは、必要ないですね。全部が自分に起こるような気がして、怖いだけです。

そして、試験に参加している最中に出てきた新しい副作用については、それが試験治療と関連があって重篤なものであれば試験を継続するかどうかの意思に影響しますので、お知らせしなくてはならないということになります。
　　　今の臨床試験の説明文書、とくに治験の説明文書が数十ページもあるというのは、ないよりはマシですが、患者さんの理解のためのものではなくて、臨床試験を実施する側の都合を述べたものにしかなっていないので、意味がないですね。治験の文書は、保険の定款・約款のようで、製薬会社が自らの保身しか考えていないのではと疑いたくなるような感じです。

國頭　　ただ、保険の定款というのは、保険会社からすると読んでもらっていることが前提ですね。

佐藤　　保険会社が損をしないために条件を示したものですね。倫理委員のⅠ氏は、ご自身が読んでみて意味がないし役に立たないと思われたら、それをコメントとして述べていただくのがよいと思います。

國頭　　ところである医療訴訟専門の弁護士先生に「あのような説明文書が必要ですか」と聞いたところ、「あれは全部言い訳でしょう、本当に伝えたいことは2～3行で済むはずだ」と言われました。そして「あの文書を渡しておいたし、署名をもらったから、といって免責になると思ってもらったら困る」というお話でした。

佐藤　　医者と患者は、専門家と素人の関係ですので、基本的に医療の責任は100％医療者にありますから、免責というのは、たとえば患者さんが入院の指示を守らずに退院して具合が悪くなった、というような例外を除いてはないですね。臨床試験の同意書に署名して参加されて、文書に書かれていた副作用が出て患者さんが亡くなったとしても、そこで注意義務違反などがあって適切な処置もしなかった、ということになれば責任を問われます。

國頭　　では、同意書の署名は何のためなんですか。

佐藤　　それは「その臨床試験や治療を受けますよ」という意思表示であって、「説明文書に書いてある副作用で死んでも文句を言いません」と

16. 医療とビジネスの境界

いう意味ではありません。

國頭 そしてその説明文書は「読んですべて了解しないとだめですよ」ということではないのですか。

佐藤 口頭の説明だけで十分理解できたのであれば、それでいいわけです。

國頭 しかし、何か問題があって係争になった時は、口頭で言った・言わない、説明文書に書いてあった・書いてなかった、という話になりますよね。口頭説明だけの時は、何を説明したかの証拠は残っていませんので、それを証明するのは大変ですよね。

佐藤 説明文書は、何を説明されたかの証拠になりますので、その意味では大変重要なものです。ですので、臨床試験はもちろんですが、日常診療でも、リスクの大きな手術とか検査、抗癌剤治療などでは準備しておいた方がよいです。ただし、お渡しした文書に大きなリスクが抜け落ちているとえらいことになりますので、日常診療の説明文書でも、適当なメモ紙程度ではなく、過不足がないように慎重に作成する必要があります。

　患者さんに健康被害があって民事裁判になった時は、裁判官は、救済のために賠償を考えなくてはなりませんので、医療行為のどこかに義務違反がないかを探します。説明の不足は指摘しやすいので、「言った・言わない、書いてあった・なかった」を問われることがあります。しかしこれは、裁判上のテクニカルな部分ですので、それが医療側の防衛的な態度や保険会社の定款のような説明文書が渡される要因になっているとしたら、司法がむしろ医師-患者関係をよくないものにしているわけで、残念だとしか言いようがないです。

　私は、患者さんへの説明で大事なことは、細かいリスクを言っておくかどうか、というよりも、いかに納得するまで話ができたか、という部分ではないかと思います。医療行為は、実際にやってみないとわからないですし、受けた後でないと善し悪しはわからないというものですね。たとえ、治療が思い通りに行かなかった場合でも、患者さんが「あの時納得したし」と思えれば「訴えてやる」ということにはな

らないと思います。

　浪花節的な話になりますが、さらに重要なのは、先ほどの「患者は医師を信頼していたから試験に参加した」という話にあるように、臨床試験を実施する医療者が信頼できるかどうかだと思います。極端なことを言えば、医療者を信頼することができれば、細かな説明などいらないのではと思います。

國頭　かのI氏も、大腸癌の手術を受ける時に、執刀医に何にも説明されず、「大腸の手術」という5文字が書かれた同意文書にサインをしてください、ということだったそうです。I氏は、「もういっそ清々しいね」と言って、すぐにサインしたとか言っていました。

佐藤　信頼が築かれるためには、いろいろな要素がありますが、「この人は私を大事にしてくれる。この人にまかせておけば、私の利益を守ってもらえるだろう」と患者さんに思ってもらえることが大事だと思います。信頼の要素の1つには「よく説明してくれる、わかりやすく説明してくれる」というのがあるとは思いますが、リスクを微に入り細に入り言っておくことではないと思います。

■ 「研究病院」の周知

國頭　これもI氏から聞いた話ですが、スキットの後半にあるように、I氏の知り合いが、大腸癌の手術で2種類のリンパ節の郭清の方法を比較する臨床試験の対象になったそうです。担当医に「郭清はアメリカ式と日本式があるのですが、どちらでやりますか」と聞かれて分からなかったのですが、それでも考えて「こっちでお願いします」と言ったら嫌な顔をされたそうです。担当医は「どちらかわかりませんから、お任せします」と言われたら、ランダム化試験のオファーをしようと思っていたようです。

　I氏にそのことを解説したら、最初から「このような研究をやっているから、参加してください」とはっきり頼めばいいじゃないか、と言っていました。担当医は、患者さんの自己決定を尊重することを考えたのだと思いますが、I氏に言わせれば、それはナンセンスなんだ

16. 医療とビジネスの境界

そうで、「研究病院であれば、研究をしますということを堂々と最初から説明して、患者に協力してくれと頼むのがスジ」だそうです。

佐藤 ランダム化比較試験の説明は難しいですから、その担当医は、まずは患者さんの選好をたずねたのだと思います。ですが、私もⅠ氏と同じく、小賢しいことをしないで、「臨床研究しておりますので、参加してください」と言った方が誠実だと思います。患者さんに具体的な治療方法を選ばせることが自己決定ではないですし、臨床研究と自己決定は二律背反でもありません。そもそも臨床研究は、「患者さんの権利を不当に大きく侵害しない限りで実施する」というのが大原則ですからね。「この病院は研究教育病院ですから、臨床試験や、医療人の育成をしています、ご理解と協力をお願いします」というのが誠実でもあり、分かりやすいと思います。

國頭 具体的にはどうされるのですか。たとえば玄関に看板を出すとか。

佐藤 それがいいですね。玄関の見えるところにでかでかと掲載するとか、病院案内のパンフレットに書いてお渡しするとか、やり方はいろいろあります。

吉村 本来は特定機能病院は、研究と教育もやることになっています。周知が必要ですよね。

國頭 ああ、「特定機能病院」って、そういう意味だったのですか。では、たとえば産婦人科の外来に男性の学生が来て見学や実習をやるのも、一応「特定機能病院であるからにはそういうこともありますよ」ということで言外に含まれるわけですね。

佐藤 そうです。問題は、そういうことを研究教育病院であっても、堂々と、きちんとうたっていないことです。患者さんは、専門病院や大学病院にかかる時は、「研究・教育をしているのだろうな」と多かれ少なかれ感じていると思うのですが、はっきり宣言している施設は、とても少ないです。

医療の状況は異なりますが、アメリカの病院では、病院の理念や使命、患者さんの権利とお願い、などが目につくところに書かれていて、わかりやすいです。

吉村　高度な医療を提供する、高度な医療技術を開発する、優秀な医療者を育成する、といったことですね。

佐藤　それらのことは、教育・研究病院を受診する人には、当然のこととして了解しておいてもらいたいですよね。私も「本院は、研究や教育を使命としております。患者さんの人権をきちんと守りますので、ご協力ください」ということを明示できればと思っています。

■ 医師と患者の関係

國頭　よく、「患者さんはクライアントだと思え」と言う人がいて、医療や臨床試験も、ビジネスの契約を結ぶがごとくふるまう人がいるのですが、それはどうなんでしょうか。

佐藤　医師と患者は、準委任契約と言われますが、実際の関係は契約ではなく、「信託（fiduciary）」といって、医療者は100％患者さんの面倒を見なければいけないという関係です。契約というのはお互いが合意できればそれでよいということですので、國頭先生が100円で買ったペンを私が「10万円で売ってください」と頼んで先生がOKすれば、それでよいということになります。しかし医療者は、お金持ちの患者さんは診るけど、それ以外は診ない、というのでは困りますね。医療者は患者さんのことを100％心配して、面倒を見てくれないと困りますし、国家からそれを期待されています。

國頭　スキットの最後に悪口まじりで書いたのは、私の経験をちょっとmodifyしたものです。

　ある稀少腫瘍の患者さんで、いい薬が何もない状態だったのですが、その腫瘍に効くかもしれない薬が出てA病院でphase Iをやるか、ということになりました。私は患者さんにA病院を紹介したのですが、そこの担当医が試験の説明をして、「参加するかどうか、48時間以内にご連絡ください。他にもこの治験に参加するかどうかという患者さんがいますから」と言い放ったそうです。患者さんはパニックになって私に相談してきたので「無理だからやめよう」ということにしました。

A病院の医師からすれば、担当医師は國頭であって、自分ではない。自分はこの治験の契約担当者のようなもので、患者がこの先どうなるかということについては、身体も精神状態も、面倒を見るのは國頭の役割であり、自分は知らない、という契約モードなのです。このような対応をされる医療者はかなり多いと感じています。

佐藤　しかし、その患者さんがA病院で治験に参加したら、その担当医が診ることになるのですよね。

國頭　A病院の医師の理屈では、自分は治験だけが専門であって、病状については國頭に聞いてください、というスタンスでしたね。

佐藤　患者さんが治験に参加されている場合、研究者と被験者という関係になりますが、基本的には、医師-患者があって、その上に成り立っているものですので、治験の部分だけ切り分けて面倒を見る、というようなことは不可能ではないですか。一般薬のphase I で、健常人を募集してどこかの施設で実施する場合は別ですが、患者さんを対象に臨床試験を実施する場合は、ビジネスライクにというわけにはいかないと思います。

國頭　あともう1つ、同意するまでの時間を区切るというのは、どうでしょうか。試験実施側の都合もあるのは確かですけど。

佐藤　それは研究者側の都合で、患者さんの知ったことではないですね。

國頭　臨床試験の説明をして、1週間とか2週間かかって「まだ決められません」と言われても、本来は文句は言えないのでしょうか。

佐藤　早く処置が必要なものとか、すでに予定が入っている手術などで、「今日明日でお返事をください」という場合もあるとは思いますが、通常の臨床試験では、実施側の都合で時間を区切る必然性はないと思います。

吉村　一般的には、phase Ⅲなどの late phase の試験ですと、目標症例数に達していたとしても、すでに患者さんに試験の参加をお願いしていて、その患者さんが「入りたい」と言ったら参加してもらうのが通常の対応と思います。ただ、たとえば phase I のような早期試験の段階では、患者さんの安全性の確保が重要であり、例数をきちんと守

ることも重視されます。しかし、その場合でも、48時間以内に返事をよこせと迫るのはどうかなと思います。もちろん、実際にその状況では、その人が参加しないのなら別の人をリクルートしたい、というような特別な都合があったのかもしれないですね。

　もし、別の患者さんが参加することで、目標登録数が厳格な試験において予定数が埋まった場合は、「目標予定数が埋まってしまったので、登録できなくて申し訳ありません」というような説明するのが筋だとは思います。

佐藤　そうですね。候補の患者さんが別にいて声をかけている場合でも「その人が参加すると言ったらあなたは入れなくなります」と正直にお伝えすればよいのではと思います。めざましい効果の薬が登場した場合の臨床試験以外は、「何が何でも参加した方がよい試験」というようなものはないと思います。

國頭　ところで、医療は契約ではない、ということですが、それはアメリカでもそうですか。

佐藤　契約は、当事者の間で条件を決められるという関係ですので、その定義からすると医療には適さないですね。

國頭　都市伝説みたいな話かも知れませんが、米国では、「2000ドルの支払い能力を持っていることを証明しなければ、病院の前で倒れていても診てもらえない」という話を聞くのですが、向こうでもやはり「契約」ではないのですね。

佐藤　命に関わる問題ですから、本来は、患者さんの支払い能力に関係なく診なくてはいけないですよね。米国では、医療保険が高額で買えない人も多くて、そのような人たちを診れば、病院の持ち出しになりますので、医療側の事情も理解できるのですが。患者さんも、具合が悪くても我慢して、どうにもならなくなった時に救急に駆け込むという人も多いそうです。アメリカでも問題点は認識されていて、保険制度を変えようとしていますが、身体の具合が悪い時に診てもらえないとなると、安心して生活できないですね。

16. 医療とビジネスの境界

■ エンドポイントの考え方

國頭 番外編として、エンドポイントの考え方について今いちど整理してみたいと思います。

　肺癌に対する gefitinib 治療などでよく見られる例です。EGFR に変異がある患者さんが gefitinib を使っている。画像的に PD になった後も、中止せずにそのまま続けた方が患者さんの利益になるのではないかという話があります。もともとの腫瘍が 6cm で、それが 1cm になった後、2cm になったら RECIST の基準では PD ですが、その後も使い続ける方がよいのではないかということですね。

　さすがに、ある時点で患者さんの利益はなくなると思われるのですが、どこまでが「治療効果」としてあるのか。エンドポイントやイベントをどこに求めるのか、いろいろな考え方があります。たとえば、転移巣が 1 つではなく全身に複数出てきたところでイベントとする、いちど画像的に PD になった後で、もう 1 回 PD になったところでイベントにする、医師が「ここまでが利益があったとする」と臨床的に判断する、などなどですね。

　これについて、私も参加して観察研究を行いました。具体的には、腫瘍関連の症状が出たところ、もしくは PS が落ちるようなところをイベントに設定して、従来、つまり画像的には progressive と判断される時点の後も続けて、イベントまでの時間をエンドポイントにしました。これでいくと数か月「引っ張れる」症例がそれなりにいる。まだ暗中模索の段階ですが、さて、このような考え方で設定してみたエンドポイントはどうやって validate すればよいのでしょうか。

吉村 「"Progression" をどのように定義して PFS とするか」という種の話だと思いますが、やはり各々の状況で何のために PFS を見たいのかを最初に議論すべきと思います。

　PFS を phase II の設定でのスクリーニングの指標として、極端に言えば、奏効率と同様にバイオマーカーとして考えているのか、あるいは phase III のような標準治療を決定する検証試験の設定で OS の surrogate（代替）エンドポイントとして考えているのか、あるいは

その他の目的であるのか、などです。現状でよくあるのは、OS の surrogate として測定する場合だと思います。OS の surrogate として考えているのであれば、OS における治療効果と PFS における治療効果の間に相関がなければなりません。臨床的な観点、あるいは先行知見などから、この相関が高いものであれば、統計家としても、必ずしも通常の RECIST 規準に基づく PFS だけにこだわらないです。この整理で考えれば、たとえ modify したとしても、それが真の臨床エンドポイントである OS に対して、より相関が高いもの、あるいはより相関が高いと考えられるものであればよいわけです。

國頭 OS との相関とは別に、たとえば症状のありなしを重視するのでしたら、症状がない期間は、患者さんに利益がある時間、もしくは効果が出ている時間と言えませんか。QOL がよい状態で保たれている時間という意味です。

吉村 そういう利用の可能性もあると思います。ただし、進行乳癌のファーストラインにおける bevacizumab の事例を挙げますが、この試験の結果得られた PFS の延長をもって症状改善があると会社は主張しました。一方、FDA が検討したところ、QOL 評価などの他の指標ではそのような症状改善は認められなかったという話になったと思います。

　PFS を測定する目的が、QOL の改善を主張するものであれば、本来の QOL 指標との相関を見なくてはいけないですが、今は QOL 自体にはシャープな指標がなかなかないですね。QOL 調査票も様々なものが開発されてきていますが、まだ残念ながら必ずしもユニバーサルに満足いく結果ではないと思います。患者さんのお身体の状況と、それを表す QOL の指標と、設定した PFS とで、相関がきちんと取れているかを評価した上での話になると思いますが、現状ではまだまだ難しいところだと思います。

　ただ、たとえば呼吸器だけに症状がある病変があって、PFS が改善すれば QOL も改善していると専門家の間で了承できるのであればよいと思いますが、その場合でも何らかの形で試験内でそのことを確

16．医療とビジネスの境界

認して担保を取ることが重要なように思います。先のbevacizumabの場合には、そもそも無症状の患者さんが多いファーストラインが対象でありましたし、実際に臨床試験でも他に症状またはQOL改善を示すことができなかったということかと理解しています。

國頭 状態がよくなっているということではなくて、「悪くなることを防ぐ」というのではどうでしょうね。あるイベントが起こった時に明らかにQOLが悪くなるというようなことが証明できればよいということになりませんか。

吉村 おっしゃる通りです。それがうまく証明できればよいのだと思います。QOLだけではなく、patient-reported outcome（PRO）とか、あるいは医師の客観的な毒性評価などでもいいのでしょう。

國頭 OSのsurrogateは何かないかと、みながいろいろな指標を考えて出しましたが、結局よいものはないですね。

吉村 大腸癌では、PFSがOSのsurrogateになるとされてきたのですが、これも最近の報告では怪しくなってきたようですね[4]。

國頭 結局、OSでしかものが言えないということになり、「腫瘍が小さくなること自体とか、PFSを延ばすこと自体が患者の利益である」というような論理が成り立たないと、他のエンドポイントを取る意味がないですね。PROの位置づけはOSに匹敵するぐらいのところまで行くのでしょうか。

吉村 QOL評価は10年をはるかに越えて開発の途上にありますが、残念ながらprimary endpointになるまでには至っていません。主観的であろうともPROで、何かがシャープに測れるということになれば少し変わる可能性はあるかもしれませんが、今までのQOLの歴史を今いちど考えると、なかなか難しいのかなと個人的には思っています。今後時代とともに変わる可能性は残されていますが、QOLなどは現状また当分の間は、試験のprimary endpointとしてではなく、解釈を多面的に深めるためのsecondary endpointに留まらざるをえないように個人的には考えています。

國頭 ところで、一般薬というのはどのようにして承認されるのですか。

吉村　一般薬でも有効性を示す根拠が求められます。その疾患領域で何を有効性として評価したいかに依存すると思います。癌では幸いにもOSという、確固たる臨床的有効性を客観的に見ることができるものがあります。一方、癌以外の領域ではこの有効性の評価がなかなか難しい領域もあります。実際、癌領域のそれ以上に、エンドポイントを決めること自体が試験のデザインの一番の核、一番の議論のポイントになる領域も多いです。

國頭　癌領域でも、いろいろな種類の薬が出てくると、どんどんpost-progression survival が長くなり、それにつれて OS が延びていって、評価しにくくなってきますね。

吉村　循環器領域でも、アメリカは、FDA の規制条項が厳しいせいもありますが、true endpoint に近いもの、大血管イベントなどが求められるようになってきています。

　　　日本人ではそもそも大血管イベントがあまり起こらないからという事情もありますが、たとえばディオバンに関する一連の試験でもそうだったように、いろいろな曖昧なものをイベントにしないといけなくなる。ディオバン試験は、データ改竄という別の悪いことも行われてしまったのですけれども、曖昧なエンドポイントを採用していたところも、臨床試験方法論上、大事な議論点と思います。

■ 臨床データの研究利用をめぐって

國頭　さて今後、曖昧なエンドポイントをどうかしようとか、適切なイベントを見つけようとすれば、たくさんのデータを集める必要がありますね。ビッグデータでも何でもそうですけれども、今実地臨床でやっていることのデータをもれなく収集するとか、電子カルテのデータを全部集めてあれこれ解析するということが必要になってきます。ところでそういう時に患者さんからの同意はいるのですか。

佐藤　医学系研究の指針では、匿名で収集する限りは必ずしも同意は必要ではないということになりますね。

國頭　匿名化すれば同意もいらないとはいえ、ある人に何月何日にこの薬

を処方して、何月何日に心臓発作が起こって、何月何日に死んでしまったというデータを付き合わせると、かなり個人を特定できたりしますね。

佐藤　確かにそうですが、「山田太郎さんが何月何日にこの薬を処方されて、何をしていつ死んだ」というのが外に出なければいいのではないですか。「50歳の男性がこういう薬を投与されて云々」という形になっていれば、仮にこの情報が漏れたとしても、悪用しようがないですね。

國頭　しかし、その50歳の男性が山田太郎さんであることが他の情報から「分かってしまう」可能性はありますよね。

佐藤　非常に稀な病気だったり、日本に数家族しかいないような病気の場合は、特定できる可能性が高くなりますね。

國頭　たとえば、私は18歳の never smoker の小細胞癌の女の子のケースレポートを出したことがあります。どう考えても極めて稀な例で、見る人が報告を読めば、誰のことか分かってしまいます。

佐藤　本人や家族はもちろん、ケアにあたった人が見れば「これはあの人だな」ということが分かりますね。なぜ患者さんを特定できないように、匿名化しなければいけないかということを根本的に考えると、その情報が漏れて悪用されたとすると、ご本人や家族に不利益が及ぶので、それを避けるためです。

國頭　見る人が見れば分かっても、それ以上いかなければいい。

佐藤　あとは、患者さん本人が不快な思いをされないように配慮することが大事だと思います。

　　　ある精神科医が本を書いて、自分が担当したA子さんの病気について匿名化した上で載せました。A子さんは偶然本屋さんで、自分の主治医が本を出しているのを見つけて手にとったら、明らかに自分の病状が詳細に書かれていたそうです。A子さんは、「何も言われていないし、承諾もしていないのに、先生は私のことを本に書いた」ということで腹を立てました。しかし、本人から同意を取得してはいないものの、本は学術目的のもので、匿名化されていたということで、

この場合は問題にはならなかったそうです。

國頭 医師の書いたものには、患者さんの実名などは載っていませんが、本人が見たら「これは私だ」と分かるものが結構ありますよね。

佐藤 18歳の肺癌の女性の場合ですと、もしご本人や家族がいらっしゃって、「こういうわけで、学術的な目的で論文に書きたいのだけれども、いいですか」とたずねるのがよいように思います。ただしヤブヘビで「嫌だ」と言われたら書けなくなってしまうので、そこはまた難しいのですけれど。

精神科のA子さんの場合も、「稀な病状で、学術的に価値があるので本に書きたい」と言われたら「勘弁してください」と断ったかもしれないですね。そうなると、学術的な価値が高い情報を共有することができなくて、社会の利益という意味では、もったいないですね。

ですので、私は、病院全体で「患者さんのデータや生体試料は匿名化して研究に使うことがあります、ご了承をお願いします」と宣言して、来院者に了解をいただくという形が誠実でよいのではと思っています。

國頭 だいたいそれで分かってくれる人は多いのですよね。

佐藤 きちんと説明すればよいのだと思います。本院は、研究や教育をしているので患者さんのデータなどを使用します、と周知することが1つと、もう1つは、その根拠、互酬性ですね。「今の医療があるのは、過去の患者さんたちが身体を張ってくれたおかげなので、その恩恵を受けている私たちは、将来の人にそれを返す義務がある」ということです。医療を利用するからには、将来の人のために貢献する義務があるので、了解してください、ということですね。

國頭 互酬性というのは、お互いさまということですね。私も患者さんにこの手の理屈はよく使います。

佐藤 日本には、お中元をもらったらお返しをする、という習慣がありますので、理解しやすいのではと思います。ただし、医療の場合は、「過去の人からもらったものを未来の人に返す」ということになりますが。

もっとも、これまでは、医療者側が「将来の患者のために研究は必須なんだから、診療情報を使うのは当然だ」という論理で、患者さんにとくに説明もお知らせもせずに使っていたのですよね。私は、堂々と正面から言うことが必要だと思っています。

吉村　既存試料の研究利用については「お互いさまなので」という医療開発の本質的なところをしっかり説明していけば、多くの人は了承してくださると思います。しかし、一部には「やっぱり自分のものは使ってほしくない」という人はいますよね。ですので、指針では「研究実施をポスターなどで周知して、拒否の機会を設けること」としているのですが、これはどうなんでしょうか。

佐藤　私は、今すぐは無理でも、来院者全員に研究を実施していることを周知して、拒否の機会も設けないというやり方でよいのではと思っています。なぜなら、先ほどの若い女性の肺癌の患者さんのように、滅多に出会わないような病気の人が、データの使用を拒否したとしたら、研究することもできず、知識を共有することもできなくなってしまうからです。

國頭　とにかくそういう患者さんがいるのだということを、世の中に知らせることができないということですね。喫煙歴のない10代の女性が呼吸器症状を訴えていた場合、肺癌を疑う医療者はまずいませんが、例外があるんだということは、知ってもらわなければいけない。

佐藤　遺伝性の病気だったり、精神科領域の病気だったとしたら、自分のデータが公表されるのは、私も嫌です。しかし、そこを何とか協力していただかないと医学は前進しないので、医療側としては拒否してほしくないですね。したがって、研究を実施していることを知らせておいて拒否の機会は設けない、ということにしたいと思っています。

吉村　私も、基本的には拒否の機会は必要かなと思うのですが、言ったもの勝ちな側面もあるように思われますし、病院で医療の恩恵を受けていることを考えると難しいですね。

佐藤　臨床試験のような、リスクの高い研究は自由意思で参加・不参加を決めてもらう必要があると思います。しかし、データや生体試料につ

いては、患者さんに不利益が及ばない体制にしておいて、それらのことも伝えて了承していただくという前提で、個別の同意はなしで使わせてもらうという形がよいのではと思います。

國頭　GCPが改定される前は、「あなたのご主人に有効な治療はありません。新しい薬があるのでやってみますか」程度の説明で臨床試験をやっていましたからね。

佐藤　その頃の話として、医師の言われるままに臨床試験の対象になっている患者さんを看護師さんたちが見かねて、「〇〇先生が××という薬の話をしたら、それは人体実験なので断りなさい」と患者さんに伝えるので、入院中の患者さんがみんな臨床試験を拒否して困る、ということを聞いたことがあります。患者が医療者を不信の目で見るわけですから、双方が不幸だと感じました。私は臨床試験は、患者さんの信頼がなければ成り立たないし、それにはきちんと説明して、理解してもらう必要があると思いました。

吉村　既存試料を研究に使う場合も、ポスターやホームページに掲載して拒否の機会を設けるというやり方では、当の患者さんは亡くなっているかもしれないですし、生きていても受診して、掲示板の、時に細かい字を注意深く熟読して、しかもその意味を理解していなければ知りようもないわけですから、拒否機会がもたらされる範囲も実際には自ずと限定されてしまいますね。むしろ、病院全体として最初から「研究しているので協力してくれ」と堂々と宣言しておくというのは確かによい手段かもしれないですね。

佐藤　ただし、個別の同意をいただかないからには、「このような体制でやりますのでよろしく」という使用の条件やルールをつくって示しておく必要はあると思います。たとえば、既存試料を使った研究をどのような手続きでやるのか、どのようなルールを作るのか、ルールを逸脱した人や問題発生時にはどう対処するのか、といったところです。

國頭　既存試料を使って楽にできるからという理由で適当な研究をされても困りますね。

佐藤　もちろん、既存試料を使わなければできない研究、既存試料を使っ

た方がずっと効率的にできる研究などに限られるのは当然です．既存試料の研究に限ったことではありませんが，社会の利益になるような，意義のある研究計画を立てて実施するということが最も重要で，それを担保するのは倫理審査委員会でもあるのですが，このあたりが不十分なのではないかと思っています．

國頭 　自分の論文 1 本のためではなくて，将来の人のためになる成果が出る研究だからやらせてくれ，というのが大事なわけですね．

文献
1) Penman DT, Holland JC, Bahna GF, et al. Informed consent for investigational chemotherapy: patients' and physicians' perceptions. J Clin Oncol. 1984; 2: 849-55.
2) Daugherty C, Ratain MJ, Grochowski E, et al. Perceptions of cancer patients and their physicians involved in phase I trials. J Clin Oncol. 1995; 13: 1062-72.
3) Steensma DP, Kantarjian HM. Impact of cancer research bureaucracy on innovation, costs, and patient care. J Clin Oncol. 2014; 32: 376-8.
4) Shi Q, Gramont AD, Grothey A, et al. Individual patient data analysis of progression-free survival versus overall survival as a first-line end point for metastatic colorectal cancer in modern randomized trials: findings from the analysis and research in cancers of the digestive system database. J Clin Oncol. 2014; 33: 22-8.

おわりに

　「悪性黒色腫の患者に、ダカルバジンとベムラフェニブをランダムに割付けて比較試験って、マジですか？」。私が米国でのBRIM3試験の話を聞いたのは結果の論文が出た直後でしたが、たいへんたまげました。致死的な病気で、治療法とは呼べないようなものしかないところに、劇的な効果をもった新薬が登場した時であっても、その効果の大きさを精確に評価しておく必要があるのは当然です。1940年代の英国で、結核の特効薬としてストレプトマイシンが登場した時も、無治療とストレプトマイシンがランダムに割付けられましたが、ストレプトマイシンの供給量が少なかったというやんごとなき背景がありました。ベムラフェニブにはそのような事情はありませんし、BRIM3を計画した研究者は、治療を担当した医療者は、参加を依頼された患者さんや家族は、何を思っただろうか、どんな話し合いをして、どこで折れ合ったのだろうか、想像するに余りあるものがあります。そして、自分が研究倫理の専門家としてこの試験の企画会議に参加していたら、何を言っただろうか、対象者にCRCとして接していたら、どういう説明をしただろうか、あれこれ考えました。

　患者であれば誰しも、苦しみから逃れたいですし、少しでもよい治療があればそれを受けたいと願うのが普通です。仮に私が患者で、「科学的に正しい答えを知るために、ダカルバジンとベムラフェニブが五分五分で当たります」などと言われた日には、「やめてくれ、ベムラフェニブを受けさせてくれ」と叫びます。実際に、試験の企画会議で「みんな、自分が対象者だったら、ダカルバジンを受けるのか」と問われた悪性黒色腫の専門医たちも、「しーん」としたそうです。研究責任者の「できるだけ早く、できる限り少ない患者で、確固たる結果を出す必要があるのだ」という言葉は正論ですが、多くの人は、研究者の役割と医療者の役割の谷に転がり落ち、痛みを抱えてうずくまっていたのではと想像します。

　臨床試験の結果を精確かつ効率よく出そうと思ったら、奴隷がいる時代であれば彼らを対象にランダム化比較試験をするのが最もよいのですが、誰もが人格を尊重される現代ではできません。そうなると、医学的・統計的合理性と倫理的妥当性がトレードオフの関係にあり、どちらかを優先するのではなしに、しかるべき第三の道を切り開く必要があります。とはいえ、この作業は、平均台の上を一輪車に乗りながら、ジョッキになみなみとつがれた

ビールを一滴もこぼさずに飲むくらいの難しさがあり、芸当のような技能が必要です。本書では、BRIM3のような悩ましい試験をはじめ、さまざまな臨床試験で遭遇するややこしい問題や下世話な問題について、あーだこーだ話をしており、井戸端会議での与太話の域を出ていないようにも見えます。しかし、医療、生物統計、生命倫理の専門家が、試験の対象者、研究コミュニティ、社会の利益、治験の場合は製薬会社の利益も視野に入れ、各自の心情も眺めつつ、義務や負担をどう共有したらよいかを暑苦しく話合うこと自体が必要であること、それを通じて、試験実施の意義と根拠を明確にしておくことが何よりも大事だという雰囲気を感じていただけたらと思います。

　そして、研究の企画もさることながら、データを集めるということは、生身の人間、しかも苦しみをかかえた人々を対象にしなくてはならないため、担当する医療者の苦労も半端ではありません。患者を対象とする臨床試験は日常診療の上に成り立つので、日常診療が普通にできていることが必要条件ですが、研究を担当する医療者には、さらに求められることがいくつかあります。一つは、臨床試験の方法論を理解し、実践的な技能を持っていることです。たとえば、ランダム化比較試験に患者さんをリクルートする際、「A治療とB治療が"くじ引き"で当たります」という説明を受けた患者さんは、「"あたりはずれ"があるのか」と解釈し、自分の命をかけて博打をしたいという強者はともかく、参加する気になる人がいるとは思えません。「ランダム割付け」などという、患者さんにとっては理不尽でわけのわからないことをなぜしなくてはいけないのか、説明する側がその原理を理解して消化し、自分の言葉で表現しなければ、患者さんがわかるように説明することも、納得してもらうこともできないと思います。

　もう一つは、「担当した患者さんに、何が起きてもきちんと面倒を診る」とハラを括ることです。第Ⅰ相試験など、候補物質を初めて人間で試す場合に、「どんなリスクがどれだけ出るかを見るのが目的です」という説明に続いて、「だから、実際に未知の副作用が出たら勘弁してください」と腰の引けたことを言われたら、患者さんは「この人は、私のことを頭の黒いネズミくらいにしか思ってないな」と感じるでしょう。不可逆的な副作用で患者さんが重篤な状態になる可能性はあり、それが現実に起きれば取り返しがつかないのは確かで、「責任をとる」のは難しいです。しかし少なくとも、「"私が責任を取ります"と言うことができる人」でなければ、私が患者なら、命を預けようとは思いません。

　そして最後は、「将来の患者のために、目の前の患者さんの身体を使わせ

てもらって実験をするとはどういうことか」を自問して、自分が何をしたらよいかを考えることができることです。BRIM3に参加し、いとこ同士の片方がダカルバジン、もう片方がベムラフェニブを割付けられた男性2人を担当した医師は「本当に恐ろしかった」と胸の内を明かしていましたが、研究者と医療者の立場に身を引き裂かれ、割り切れなさを抱えながらも、自分を奮い立たせるという至難の業を持ちあわせていなければ務まらなかったと思います。

最近、「対象者は研究のパートナーとして付き合いましょう」という話を聞くことがあります。言わんとすることはわかるし、試験の参加者を増やすためのプロパガンダとしては有効のようにも思います。しかし、未来世代のための義務とは言え、本来は100%その利益を守るべき患者さんに多かれ少なかれ負担をかけ、医療者は日常診療から警戒域を数段階上げて臨まなくてはならないことを考えれば、「患者さんの生身で実験させてもらっている」という認識は手放すべきではないと思います。したがって、対象者を「頭の黒いネズミ」扱いするのはだめですが、「パートナー」といったスカした言葉ではなく、「実験台」だということを意識している方が、現実を直視している分、むしろ健全ではないかと思います。

本書でとりあげた倫理的な問題の多くは正解もなく、個別の事情に沿って考えなくてはならないためにガイドラインなどに答えが書いてあるものでもありません。個々に不確実な要素を含み、複雑で難しい問題は、直面した人たちがその時々に考えて判断せざるをえません。このためには、芸当のような技能、矛盾を抱えることを厭わない強靱な精神力、患者の苦しみを理解してどこまでもついて行くという慈悲の心が必要です。これらは、臨床試験を実施する人の芯となるプロフェッショナリズムではないかと思います。本書が、そんなことを考えるきっかけくらいになれば幸いです。

最後に、対談を原稿にまとめ、根気よくお付き合いくださった中外医学社の五月女謙一さんに、心より感謝申し上げます。

平成28年6月

京都大学医学部附属病院臨床研究総合センター
佐藤恵子

"よい臨床試験を組むには必須というのは皆知っているが、さてどこにいけばいるのかよく分からず、統計家自身も「よい統計家に相談しなさい」とは言うけど「私がそうではない」と言うのみで、どこで誰に相談しろ、とは言ってくれないのでほとんど幻ではないかと思われるような存在"

　前著からの読者には既に自明のことと思われるが、念のために解説申し上げると、國頭（里見）先生との前著『誰も教えてくれなかった癌臨床試験の正しい解釈』、これはその中でも好評の用語集における「生物統計家」の定義である。國頭先生が、当時の風情もふんだんに含めた上で、詳らかに記述したものであった。

　前著の統計監修を務めてから、はや5年が過ぎた。私事ながら、この間、特に本書のお話を頂いてからも、神戸大学、そして現所属の金沢大学に生物統計家としての職場を移した。個人的にも大変目まぐるしい日々であった。

　ご承知の通り、同期間には、我が国の臨床研究に関連する報道が、本来あるべきでない性質のものも含めて、たびたび世に流れた。必ずしも悪いことばかりでなかったが、そちらばかりが目立ってしまった印象も強かったかもしれない。詳細はご承知であろうと思われるので、ここでは敢えて割愛させて頂くが、幾つかには倫理的な議論も含み、本書でもその一部を取り上げている。ともかく、この間、臨床研究に対する関心が一層高まり、臨床研究の環境にも大きな影響があったことは確かである。

　さて、本冒頭に示した生物統計家である。我が国では、この5年間だけをみても、新たに多くの医療機関・大学に生物統計家が配置されるなど、生物統計家を取り巻く社会環境も大きな変革期にある。平成27年度より臨床研究中核病院が医療法の中で位置づけられることになり、その承認要件には「臨床研究支援・管理部門に所属する専従の生物統計家（生物統計に精通し、臨床研究に係る生物統計についての実務経験を1年以上有する者）が2名以上」と明記されている。一日の長たる米国は、臨床研究の分野でも量質共に圧倒的に先を行く。生物統計家に関しても、疾うの昔に深く、そして広範に根ざすに至っている。本邦でも、主任研究者（principal investigator）の良きパートナーとして、ほぼ全ての臨床研究で、同様に主導的な役割を実

際に担えるよう、できる限り早期に「幻」とはほど遠く、身近な存在することがより一層望まれている。前著からの5年間における時代背景の大きな変化として特に申し上げておきたい。「よい臨床試験を組むには必須というのは皆知っている」だけの段階から、着実に一歩一歩前進しているのである。

　これらのような時代背景の変化を経て出版する本書の主たるテーマは臨床研究における「倫理」である。國頭先生の上質な仕掛け（vignette）を起点として、必ずしも正答があるとは限らない倫理的問題に対して、佐藤先生が倫理専門家としての考え方を示すと共に、統計家である私が好き勝手に話した内容をもとに構成した。國頭先生の本来の意図と違ってしまったかもしれないが、必ずしも純粋に統計の立場だけで話したわけではない。その点について、好き勝手に話したと敢えて表現しておきたい。また正答がないというポイントこそ、これまた本書では重要な前提である。臨床試験はそもそも、この本で取り上げた倫理のみではなく、様々な観点で考えるべきである。また統計だけに限っても、ご承知の通り、頻度論とベイズ法など様々な考え方がある。臨床試験の方法論は決して一神教でない。例えば、我が国には非常に影響力をもつ臨床試験グループがあるが、「率」と「割合」など、言葉を1つ履き違えても大事になるという話も聞いたことがある。本論から少し外れるが、「割合」は算術法としての意味も強い。母集団の真値である「奏効率」は「奏効率」であって奏効割合でない、奏効（確）率という真の値を割合という算術法で推定するという整理だってあるし、その方が実に収まりもよい。「奏効率」に対して闇雲に言葉狩りすることこそ滑稽な気もしてくる。ともかく、現代日本人はその真面目な性格ゆえ、安易そして無批判に一神教にしがみ付く傾向も強いのかもしれないが、本来は八百万の神を崇める民である。様々な価値観を同時に理解できる民のはずである。様々な価値観の同時理解にはその交通整理が必要であり、それに伴う議論こそあって然るべきである。

　さてさて、本書に引きつけられた読者の興味は、文筆家としても才能を発揮する國頭先生の類い希なる文章の良質な余韻にあろう。人文的芸術の調べのみならず、方法論的にも裏付けられた良質な旋律あってこその余韻である。加えて、本書では佐藤先生が奏でる心安らかなる倫理感覚がスパイスとして働き、適度な深みが与えられている。國頭先生が言うようにゴロ寝しながら読むものであっても、その世界観は重要であろう。少しでも世界観が崩れたところがあれば、私の技量不足かもしれない。何卒ご容赦頂きたい。きっと、私が出過ぎた場面、反対に出なさ過ぎた場面があったからであろ

う。

　ただし、そもそも、本書で取り上げた事例は、倫理と臨床研究方法論（または統計学）の間の衝突で生じうる葛藤ゆえの問題とも整理できる。統計が倫理と対峙する場合、一般に見れば、血が通った「温かい」ものとの対立という構図にもなりえる。どう考えても、一瞬でも血が通わないことを言わねばならない立場、統計家の方が端から劣勢である。実際の臨床試験立案の際と同様に、できる限り愛憎こもごもで議論したつもりであるが、苦悩ゆえのアンビバレンスを常に読者に受容して頂けるかは定かでない。これらの点、たとえ事後であっても、十分にご理解を頂ければ幸いである。

　最後に、臨床研究に精通した臨床家、倫理専門家、生物統計家の1つの合奏を少しでもお楽しみ頂ければ、著者の一人としても誠に幸いである。忌憚ない意見も是非頂きたい。また、現場で直面する倫理的課題を整理するきっかけの1つにでもして頂けるならば大変光栄である。企画段階から根気よく、そして温情深く励まして下さり、鼎談の場にもお付き合い下さった中外医学社の五月女謙一さんには、この場を借りて厚く御礼申し上げたい。

　　平成28年6月

　　　　　　　　金沢大学附属病院先端医療開発センター　生物統計家
　　　　　　　　　　　吉 村 健 一

略歴

國頭英夫（くにとう・ひでお）

日本赤十字社医療センター化学療法科部長。昭和36年鳥取県米子市生まれ。昭和61年東京大学医学部卒業。横浜市立市民病院呼吸器科、国立がんセンター中央病院内科、三井記念病院呼吸器内科などを経て平成26年より現職。日本臨床腫瘍学会協議員・日本肺癌学会評議員、杏林大学腫瘍内科客員教授、日本赤十字看護大学非常勤講師。「里見清一」名義の著書に『偽善の医療』（新潮新書）、『誰も教えてくれなかった癌臨床試験の正しい解釈』（中外医学社）、『見送ル』（新潮社）、『医者と患者のコミュニケーション論』（新潮新書）など。

佐藤恵子（さとう・けいこ）

京都大学医学部附属病院臨床研究総合センターEBM推進部特任准教授。東京都生まれ。東京薬科大学薬学部卒、同大大学院博士前期課程修了、東京大学大学院健康科学看護学博士後期課程修了。薬剤師、保健学博士。田辺三菱製薬医薬研、国立がん研究センター中央病院、和歌山県立医科大学、京都大学大学院医学研究科などを経て現職。専門は研究倫理、臨床倫理学。共著に『これからの臨床試験』（朝倉書店）、『薬剤疫学の基礎と実践』（医薬ジャーナル社）、『がん臨床試験テキストブック』（医学書院）、『Informed Consent』（NOVA）など。幹細胞研究や再生医療の倫理的問題を考えてもらうための冊子『幹細胞研究ってなんだ』をHP（http://www.cape.bun.kyoto-u.ac.jp/project/project02/）に掲載。

吉村健一（よしむら・けんいち）

生物統計家。金沢大学附属病院先端医療開発センター特任教授/生物統計部門長。神戸大学大学院医学研究科客員教授。昭和51年愛知県碧南市生まれ。平成17年東京大学大学院医学系研究科博士後期課程修了（生物統計学/疫学・予防保健学）。国立がんセンターがん予防検診・研究センター、国立がんセンターがん対策情報センター、京都大学医学部附属病院探索医療センター、神戸大学医学部附属病院臨床研究推進センターを経て、平成26年8月より現職。これまで、日本臨床腫瘍研究グループ（JCOG）データセンター統計家、西日本がん研究機構（WJOG）統計顧問、日本小児がん研究グループ（JCCG）生物統計委員会委員、愛知県立がんセンター客員講師なども務める。

誰も教えてくれなかった
癌臨床試験の正しい作法　ⓒ

| 発　行 | 2016 年 7 月 20 日　1 版 1 刷 |
| | 2017 年 2 月 1 日　1 版 2 刷 |

著　者　國頭英夫
　　　　佐藤恵子
　　　　吉村健一

発行者　株式会社　中外医学社
　　　　代表取締役　青木　滋
　　　　〒162-0805　東京都新宿区矢来町 62
　　　　電　話　(03)3268-2701(代)
　　　　振替口座　00190-1-98814 番

印刷・製本/三和印刷(株)　　＜KS・HU＞
ISBN978-4-498-02262-1　　Printed in Japan

JCOPY ＜(株)出版者著作権管理機構 委託出版物＞

本書の無断複写は著作権法上での例外を除き禁じられています．複写される場合は，そのつど事前に，(社)出版者著作権管理機構（電話 03-3513-6969，FAX 03-3513-6979，e-mail: info@jcopy.or.jp）の許諾を得てください．